高等院校基础医学改革创新教材

组织学与胚胎学实验教程

ZUZHIXUE YU PEITAIXUE SHIYAN JIAOCHENG

总主编 杨保胜 白国强

主　编 李勇莉 杨　杰

河南科学技术出版社

·郑州·

图书在版编目(CIP)数据

组织学与胚胎学实验教程 / 李勇莉，杨杰主编.—郑州:河南科学技术出版社，2024.2
ISBN 978-7-5725-1453-1

Ⅰ.①组… Ⅱ．①李… ②杨… Ⅲ．①人体组织学－实验－教材 ②人体胚胎学－实验－教材 Ⅳ．①R32-33

中国国家版本馆CIP数据核字〔2024〕第024428号

出版发行：　河南科学技术出版社
　　　　　　地址：　郑州市郑东新区祥盛街27号　　邮编：　450016
　　　　　　电话：　（0371）65788613　　65788628
　　　　　　网址：　www.hnstp.cn
策划编辑：　范广红　王婷婷
责任编辑：　王婷婷
责任校对：　董静云
整体设计：　张　伟
责任印制：　徐海东
印　　刷：　河南文华印务有限公司
经　　销：　全国新华书店
开　　本：　889 mm×1 194mm　1/16　　印张：13　　字数：334千字
版　　次：　2024年2月第1版　　2024年2月第1次印刷
定　　价：　77.00元

如发现印、装质量问题，影响阅读，请与出版社联系并调换。

编　委　会

总主编　杨保胜　白国强

主　编　李勇莉　杨　杰

副主编　周　薇　魏慧平　刘晨曦

编　委（按姓氏笔画排序）

　　　　　刘一凡　关　邓　汪　旭　张　敏

　　　　　耿梦丽　党燕梅　韩金珠

主　审　赵淑敏　高福莲

前　言

洞察身体微妙，追溯人生起源，组织学与胚胎学是生命科学的重要组成部分，生命科学关乎着人类的生存繁衍及社会的进步发展。

为深入贯彻全国教育大会精神和新时代普通高校本科教育工作精神，建设一流本科、做强一流专业、培养一流人才，打造"金课"，实现"两性一度"（高阶性、创新性、挑战度）目标要求，深化教育教学改革，我们依照医学专业本科教学大纲，编写了本实验教程，本书特色如下：

1. "实验目的"从知识、能力、素质三个层次的目标进行设定，使用"OBE"教学理念倡导的目标要求行为动词，具体清晰、可测量、利于评价。

2. "实验内容"将组织学实验和胚胎学实验有机融合，有利于学生理解组织结构的来龙去脉，正确理解组织器官结构与胚胎发生之间的关系，综合分析疾病的病理变化，拓展实验的深度和广度。

3. "联系临床"引入典型疾病案例，紧贴实验内容，以疾病为线索，引导学生带着问题学习，提高学生学习兴趣。从基础到临床，深化理解、灵活运用，培养学生思维能力，并提高学生发现问题、分析解决问题的能力。

4. "知识拓展"融入课程思政和科学前沿，提升学生道德情操、提高学生科学素养，课程内容反映前沿性和时代性。

5. "课后练习"注重强化实验技能，增加显微镜的使用和观察切片操作等练习，使学生识图、绘图、答题能力得到锻炼和提升，可满足不同专业、不同学习程度学生的个体需求，使学习具有探究性和个性化。

6. 引入数字资源，丰富教学形式，使教学内容数字化，增强教学互动性。

学生通过以上学习，可以培养解决复杂问题的综合能力和高级思维，以达到知识、能力、素质的有机融合，实现教学高阶性，同时又具备一定的创新性和挑战度。希望同学们能发现人体组织器官微观结构及胚胎发育过程的精妙，系统掌握组织学与胚胎学知识，为更好地学习和理解人体生理过程与病理现象，以及深入学习其他医学基础课程和临床课程奠定坚实的基础。

本书由李勇莉、杨杰担任主编，周薇、魏慧平、刘晨曦担任副主编，具体编写分工如下：周薇编写第1、12、13章；耿梦丽编写第2、16章；刘一凡编写第3章；韩金珠编写第4章；刘晨曦编写第5、11章；党燕梅编写第6、17章；汪旭编写第7、8章；杨杰编写第9、10章；关邓编写第14、15章；魏慧平编写第18、19章；李勇莉、张敏编写第20章；同时，张敏还负责每章"联系临床"部分的审读工作。

本书在编写过程中得到了众多专家的指导，在此表示感谢。基于教学改革探索，以及编者知识经验的局限性，加之时间仓促，内容可能仍有所欠缺，希望学生和教师在使用过程中发现不足时多提宝贵意见，以利于本教材不断完善、不断提高，不胜感激！

李勇莉

2023年12月

目　录

第1章 绪 论

——提纲挈领，技能为本

组织学是研究机体微细结构的学科，胚胎学是研究生物个体发生和发育过程的学科，二者联系密切，均属形态学学科。掌握形态学知识的一个重要手段是观察辨认标本。组织学与胚胎学实验是通过观察标本切片、电镜照片、胚胎模型、视频、动画、虚拟实验资源等，认识细胞、组织、器官的微细结构，进而深入了解机体的结构与发育过程，以便更透彻地阐明其功能，以及为临床疾病状态中机体形态结构变化与发病机制提供诊断参照和依据。

 实验目的

组织学与胚胎学实验课是培养学生综合能力的重要途径之一。学生可以按照科学的步骤认真观察标本，学会正确使用显微镜观察切片及绘图，并提高形态学描述和描绘技能。通过细致观察、辨认正常组织器官的标本、模型、电镜图等，并联系相关典型疾病的病理改变、临床症状等进行综合分析、深入思考和讨论，训练学生的科学思维、批判性思维、临床综合思维和创新思维，切实提高学生善于发现问题、分析问题和解决问题的能力，从而达到基础理论与临床实践紧密结合的目的。

 实验内容

（一）普通光学显微镜的构造、使用方法及注意事项

显微镜是组织学实验课的主要工具，属于精密的贵重仪器，能否熟练地使用显微镜直接影响实验效果。因此，必须在了解显微镜结构的基础上，学会正确、熟练地使用及保护显微镜。

1.**显微镜结构** 显微镜的结构（图 1-1）主要包括机械部分和光学部分，具体描述如下。

（1）机械部分：

1）镜座：显微镜的底座，用以支撑整个镜体。

2）镜臂：取、放显微镜时手握的部位，呈弓形，一端连于镜座，一端连于镜筒。

3）镜筒：在镜臂的前上方，上端装有目镜，下端装有物镜转换器。

4）物镜转换器：安装物镜的部位，呈圆盘状，可自由转动、调换不同倍数的物镜。当转换物镜听到碰扣声时，转换的物镜镜头恰好对准通光孔中心，光路接通方可进行观察。

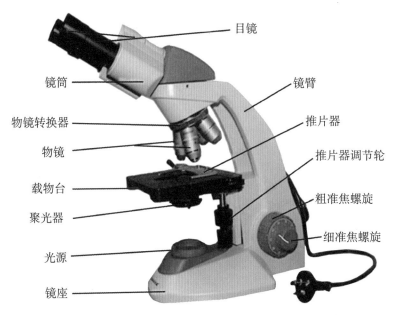

图1-1　显微镜的结构

5）载物台：放置切片的平台，呈方形，中央有一通光孔。台上有推片器。

6）准焦螺旋：镜臂两侧的螺旋，可使载物台上下移动调节焦距。大螺旋称为粗准焦螺旋，用于低倍镜焦距调节；小螺旋称为细准焦螺旋，用于高倍镜焦距调节。

7）推片器调节轮：在载物台右下方，可使玻片标本做前后、左右移动。

（2）光学部分：

1）目镜：装于镜筒上端，通常备有5×、10×、15×的目镜，一般装的是10×的目镜。

2）物镜：装在镜筒下的物镜转换器上，分为低倍镜（4×、10×）、高倍镜（40×）、油镜（100×）。物镜的放大倍数越大，镜筒越长，镜筒与玻片的工作距离越小。

3）聚光器：位于载物台的正下方，由聚光镜和光圈组成，可把光线集中到所要观察的标本上。

4）光源：装在镜座上面，分为电光源和自然光源两种。电光源可用位于镜座左侧的调光旋钮调节亮度，自然光源可用反光镜的平、凹面调节。

显微镜放大倍数=目镜放大倍数×物镜放大倍数。

2.使用方法

（1）携取和位置：一手握镜臂，一手托住镜座，轻置于实验台上。普通双目光学显微镜一般放置于操作者正前方，距离桌沿不得少于5 cm。课间休息时应将显微镜向实验台内移动，以免碰落损坏。

（2）对光：将低倍镜头正对载物台上的通光孔，然后双眼注视目镜内，轻调两目筒间的距离及光源强度，看到一个明亮的圆形视野即可。

（3）放置标本：取出标本，先用肉眼观察组织的外形、大小及颜色，然后将切片置于载物台上（盖玻片面朝上）用片夹固定。用推片器调节轮调整切片位置，使标本对准聚光器中心，以便进行观察。

（4）低倍镜观察：转动粗准焦螺旋先使载物台降至最低，再使载物台慢慢上升至物像清晰。必要时，用细准焦螺旋调节焦距。

（5）高倍镜观察：先在低倍镜下把要观察的标本移至视野中央并保证物像清晰，再通过物镜转换器转换为高倍镜头，并转动细准焦螺旋调至物像清晰。

（6）观察后的处理：下移载物台，取下玻片，移开物镜镜头，调暗亮度，关闭电源开关。

3. 注意事项

（1）搬动显微镜时慎拿轻放，使用显微镜严格遵守操作规程。

（2）保持显微镜清洁。机械部分用布擦拭。光学部分只能用擦镜纸擦拭，切忌用口吹、手抹或布擦。

（3）显微镜部件不得随意拆卸或互换，若有故障，应报告老师进行处理，不得自行修理。

（4）养成两眼同时睁开的观察习惯。

（5）放置标本时要对准通光孔中央，且不能反放玻片。

（6）高倍镜下用细准焦螺旋调节焦距，切忌用粗准焦螺旋，以防压坏玻片或碰坏物镜。

（7）显微镜使用完毕，应将物镜转离载物台通光孔，下降载物台，关闭电源，罩好镜罩，做好登记，放回原处。

（二）组织学切片标本的观察方法与技巧

利用显微镜观察标本是组织学实验课上的主要内容，在观察过程中应注意以下几点。

1. 循序进行观察　一般对标本先进行肉眼观察，再在低倍镜下观察，最后再进行高倍镜观察。用低倍镜观察时要前后、左右移动切片，全面细致地观察，找到要观察的目标后，固定于视野的中央，然后再转用高倍镜。低倍镜与高倍镜应轮换使用。特别要指出的是，应重视低倍镜下的观察，它可以了解组织切片的全貌、层次、部位关系，而高倍镜下观察的只是局部的放大。切勿放置标本后立即用高倍镜观察，那样会限制视野，混淆层次，以致观察结果不全面、不准确，甚至错误。

2. 全面进行观察　观察应全面，肉眼观察标本的整体形状、颜色及不同部位着色深浅等。低倍镜下应全面浏览，切忌"只见一点，不及其余"；低倍镜下观察标本全貌后再转换重点结构至高倍镜下观察。

3. 注意分辨正常结构和人工假象　切片标本在制作过程中可能出现影响切片质量的情况，如贴片过程中组织重叠，镜下会出现一深染的线条；封片过程中有污染，镜下污物呈现为不规则深色点或块；切片过程中组织结构破碎脱落，镜下呈现结构间有裂隙或不完整等。此时应注意辨别人工假象，切忌将其误认为组织结构本身的特点。

4. 注意理论联系实际　观察过程中要根据所学理论知识进行分析、比较，迅速准确地辨认相应的结构。要正确理解平面结构与立体结构的联系，从不同切面的二维结构中抽象出其立体结构，从而达到真正理解和掌握机体微细结构的目的。

（三）实验报告的书写要求

每次实验后都应按照老师的布置认真完成实验报告。书写实验报告，可培养严谨的科学态度和认真、准确记录科学结果的作风，故必须严格执行，完成后交给老师批阅。

实验报告字体要求整洁，文字力求简练精确，不能马虎草率，绘图要求准确和整洁。绘图时注意把握组织器官的形态结构特点，形状、比例大小、着色等符合所观察切片的实际情况。一般使用红、蓝铅笔描绘常规苏木精–伊红染色（HE染色）的切片，用红色描绘细胞质和纤维，用蓝色描绘细胞核，注意色调的深浅，笔道均匀，应力求按镜下所见如实描绘，并且应注意画面的大小、各结构间的比例。图绘好后，在图的下方注明图的名称、染色方法、放大倍数（如低倍镜为100×，高倍镜为400×），图内结构名称用水平直线引向图的两侧进行标注。注意标注线应相互平行，末端上下对齐，不准用斜线、交叉线，标注字体应清晰、准确、正规。

绘图是一项基本功，可以锻炼学生的综合能力，培养其逻辑思维方式及良好的学风，以记录真实的实验结果，为其今后走向临床和科研工作打下必要的基础。

 组织学标本切片的制作方法

组织学标本的制作方法有很多，如切片、涂片、铺片、磨片。最常用的制作方法是石蜡切片、HE染色标本，下面重点介绍这种制作方法。

1. 取材 所取材料应是新鲜组织，取材操作要迅速、准确、轻柔，切取部位要有结构代表性，组织块大小既要保证组织的完整性，又要力求小而薄，一般以 1 cm × 1 cm × 0.5 cm 为宜，用生理盐水洗去表面血液或污物后迅速放入固定液中。

2. 固定 固定的目的是使组织和细胞中的蛋白质发生变性凝固，以尽量保持组织的原有结构成分，同时赋予组织块一定的硬度。常用的固定液有 10% 甲醛溶液、4% 多聚甲醛溶液、Bouin 固定液、Zenker 固定液、Susa 固定液等。固定时间因组织种类、性质、大小，以及室温高低、实验目的、选用固定液的不同而有较大差异，一般固定时间为 6 ~ 24 h。

3. 水洗 用流动水冲洗，洗去未与组织结合的固定液，终止固定。大块组织一般冲洗 24 h，小块组织冲洗 2 ~ 10 h。固定的时间越长，冲洗的时间也需相应增长。

4. 脱水 脱水的目的是除去组织中的水分。常用的脱水剂为乙醇，配成 50%、70%、80%、90%、95%、100% 的浓度梯度。脱水一般从低浓度的脱水剂开始，逐渐取代组织中的水分，既保证组织彻底脱水又避免过度收缩和硬化。脱水时间应视组织的种类及组织块的大小而定，一般低浓度脱水剂脱水时间较长，高浓度脱水剂脱水时间不宜过长。

5. 透明 用二甲苯或其他透明剂替换组织中的脱水剂使组织透明，便于浸蜡、包埋，时间不宜过长，否则组织会变脆。

6. 浸蜡 在恒温箱内进行，温度控制在 60 ℃，把透明后的组织块放入熔化的石蜡内，浸蜡时间不宜过长，一般浸 2 ~ 3 h 使石蜡充分浸透组织块。

7. 包埋 将熔好的石蜡倒入包埋框（有金属的和纸质的）内，将组织块移入包埋框内摆正，冷却后凝结成蜡块。

8. 切片和贴片 把蜡块修正后，固定到小木块或金属架上，安装在切片机上，切成 5 ~ 7 μm 厚的连续切片蜡带，在摊片机水槽内断开切片并平铺于水面上，切片漂浮在 45 ~ 50 ℃温水中受热后，展平捞片，然后贴到载玻片上。贴片时应先在载玻片上涂上薄层蛋白甘油以防切片脱落。贴片时要注意把切片展平摆正，而后置于 50 ℃温箱内烤 12 ~ 24 h 备用。

9. 染色 组织学技术中所用的染料按化学性质分为酸性染料和碱性染料。机体中有些结构与碱性染料亲和力较强，这些结构具有嗜碱性。与酸性染料亲和力强的结构具有嗜酸性。还有些成分能改变对其染色的染料颜色，这种性质称为异染性。最常用的是苏木精－伊红染色，又称为 HE 染色。所用的苏木精和伊红分别属于碱性染料和酸性染料。染色步骤如下。

（1）二甲苯脱蜡，时间为10 min。

（2）梯度乙醇复水，用二甲苯乙醇溶液、100%乙醇、95%乙醇、90%乙醇、80%乙醇、70%乙醇、50%乙醇除去二甲苯并复水。各浓度乙醇处理时间为3～5 min。

（3）蒸馏水洗2 min。

（4）苏木精染色5～10 min，流动水冲洗。

（5）0.5%盐酸乙醇溶液分色15 s，流动水冲洗。

（6）0.6%氨水返蓝，流动水冲洗。

（7）0.5%伊红乙醇溶液染色1 min。

（8）95%乙醇分色、脱水5 min。

（9）100%乙醇脱水，两次共10 min。

（10）二甲苯透明10 min。

染色结果：细胞核、粗面内质网、游离核糖体等结构被染成蓝色；胞质、基质、胶原纤维等被染成红色。

除HE染色法外，还有许多染色方法，分别用以显示不同的结构，如硝酸银处理组织可使神经组织、网状纤维、嗜银细胞等显示清晰，这种方法称镀银染色法。

10. 封片 涂中性树胶于组织片上，取盖玻片从一端逐步盖下去，避免产生气泡，然后烘干，切片就被封固。

组织学与胚胎学实验学习方法

预习和复习是巩固知识的必要手段。理论课前，应尽量浏览一下教材，了解所讲内容概况，并寻找疑难点，发现听课侧重点，以提高听课效果。理论课后，应及时复习，整理笔记、明确概念、理解记忆。实验课前，注重复习理论课内容，翻阅实习指导，学习线上和虚拟实验平台相关教学资源，明确学习要求，为课中做好充分准备。课中认真听取知识重点及实习技巧，规范操作，及时反馈答疑。实验课后，应当及时复习总结，巩固收获，查漏补缺，把理论内容与实验课所见融合，建立正确概念，强化记忆。这些环节是提高学习主动性和高效性的关键，使学习扎扎实实地循序渐进、学生学有成效。

实验室守则

（1）实验室是培养学生理论与实践统一及科学态度、科学思维和科研方法的场所，必须穿工作衣才可进入，不得穿拖鞋，不得做与实验无关的事情。

（2）遵守学习纪律，准时到达实验室，不得迟到或早退。

（3）专心做实验，不得随地吐痰、乱丢纸屑；不得在实验室饮食及储存食品、饮料等个人生活物品；不得做出损人利己的事情。

（4）整个实验室区域禁止吸烟（包括室内、走廊、电梯间等）。

（5）熟悉紧急情况下的逃离路线和紧急应对措施，清楚急救箱、灭火器材、紧急洗眼装置和冲淋器的位置。牢记急救电话119/120/110。

（6）爱护公物，显微镜应小心使用和保管，如有疑问及时报告、请教实验室或仪器设备责任人，不得盲目操作，严禁自行拆卸。

（7）标本和玻片通常来自动物或人体（正常人、患者或尸体），极不易采集，必须自觉爱惜、保护。实验课结束时，须注意检查切片标本（切勿遗忘在显微镜载物台上或夹在书本里），确定无误，如数交还。标本和切片如有损坏应立即报告，按价酌情赔偿。

（8）严格遵守形态学实验室的所有规章制度，听从实验室老师的安排。室内各种电教设施不能随便调整；学生未经允许不得使用教师专用电教设备，严禁对电脑和网络设置进行任何更改。

（9）学习如逆水行舟，不进则退，要勤学好问，提倡竞争式、讨论式、互帮互学的学习风气，营造浓郁的学习氛围。

（10）保持实验室内干净、整洁，实验结束后，将显微镜及标本整理完毕，由值日同学打扫实验室及走廊卫生，关好水电及门窗，锁好室门，方可离开。

第 2 章 上皮组织

——第一眼就看到了你

上皮组织（epithelial tissue）简称上皮，由大量形态较规则、排列紧密的上皮细胞和少量细胞外基质组成。共同特点有细胞密集、排列成层、细胞外基质少；上皮细胞具有明显的极性；上皮内大多无血管；含有丰富的神经末梢。根据分布部位和功能的不同，上皮组织主要分为被覆上皮和腺上皮两大类。

被覆上皮覆盖于身体表面或衬贴在体腔和有腔器官的腔面，根据构成上皮的细胞层数可分为单层上皮和复层上皮。根据垂直切面上表层细胞的形状，单层上皮又分为单层扁平上皮、单层立方上皮、单层柱状上皮和假复层纤毛柱状上皮；复层上皮分为复层扁平上皮、复层柱状上皮和变移上皮。

上皮组织来源于胚胎外胚层、中胚层、内胚层。外胚层形成表皮；中胚层形成间皮和内皮；内胚层形成咽喉及以下的消化管、消化腺、呼吸道和肺的上皮，以及中耳、甲状腺、甲状旁腺、胸腺、膀胱等器官的上皮。

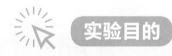 实验目的

1. 知识目标

（1）观察并辨认单层扁平上皮、单层立方上皮、单层柱状上皮、假复层纤毛柱状上皮、复层扁平上皮和变移上皮的光镜结构特点。

（2）观察外胚层、中胚层、内胚层模型，描述各种上皮组织的发生。

2. 能力目标

（1）对比区分各种被覆上皮的结构特点。

（2）综合分析上皮组织结构和功能间的联系。

3. 素质目标

（1）了解食管癌好发部位及病变特点。

（2）认识良好的饮食和生活习惯对疾病预防的重要性。

实验内容

（一）观察标本

标本1 单层柱状上皮

【观察重点】柱状细胞，杯状细胞，纹状缘。

【材料与方法】猫的空肠，石蜡切片，横切面，HE染色。

【肉眼观察】标本为不规则椭圆形，管腔内有许多细小突起为小肠绒毛，染色呈蓝紫色。其余部分染色呈粉红色，为小肠壁的其他结构。

【低倍镜观察】小肠腔面伸出许多细小的指状突起，称为小肠绒毛，小肠绒毛表面附着单层柱状上皮，选择切面规则、结构清晰、细胞排列整齐的位置切换至高倍镜观察。

【高倍镜观察】柱状细胞和杯状细胞（图2-1）。

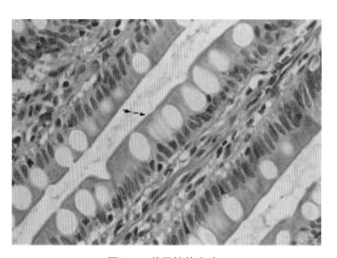

图2-1 单层柱状上皮

数字切片：单层柱状上皮

1. **柱状细胞** 细胞排列紧密，界线不清。垂直切面观察，细胞呈柱状，胞核为长椭圆形，其长轴与细胞的长轴一致，染色呈蓝紫色，位于细胞近基底部；胞质染色为粉红色；于细胞游离面可见明显的薄层红色条纹状结构，称为纹状缘。

2. **杯状细胞** 散在分布于柱状细胞之间；细胞形似高脚酒杯状，底部狭窄，顶部膨大；细胞核深染，呈倒三角形或半月形，位于细胞基底部；胞质内黏原颗粒在HE染色中被溶解，呈现空泡状。

标本2 假复层纤毛柱状上皮

【观察重点】柱状细胞，杯状细胞，梭形细胞，锥形细胞，纤毛。

【材料与方法】狗的气管，石蜡切片，横切面，HE染色。

【肉眼观察】标本呈"C"形或环形，管腔内着蓝紫色的一层结构为假复层纤毛柱状上皮。

【低倍镜观察】找到气管的腔面，管腔内附着的薄层结构称为上皮；气管黏膜表面的上皮组织游离面和基底面较整齐；上皮细胞种类多，排列密集，胞核位置高低不等，垂直切面观察形似复层。

【高倍镜观察】上皮细胞形态各异，界线不清，细胞核的位置不在同一水平面上；根据垂直切面细胞的形状和胞核的位置可以分辨4种细胞（图2-2）。

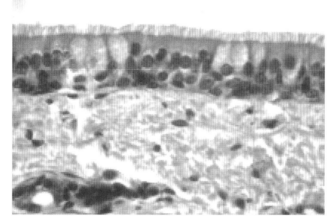

微课：假复层纤毛柱状上皮

数字切片：假复层纤毛柱状上皮

图2-2 假复层纤毛柱状上皮

1. **柱状细胞** 数量最多，胞体呈柱状，细胞核呈椭圆形、核大深染，位于近游离面；胞质呈粉红色；细胞游离面有排列密集的纤毛，故亦称为纤毛细胞；纤毛呈线状，染色为粉红色，数量较多。

2. **杯状细胞** 散在分布于柱状细胞之间，数量相对较多，其顶端达到上皮表面，形态类似于小肠黏膜表面单层柱状上皮中的杯状细胞。

3. **梭形细胞** 分布于其他细胞之间，胞体呈梭形，细胞界线不清，故不易分辨；胞核为窄椭圆形，位于细胞中央，排列在上皮的中层。

4. **锥形细胞** 靠近基膜，胞体较小，呈锥体形，顶部嵌于其他细胞之间；细胞核为扁椭圆形，排列在上皮的深层。

标本3 复层扁平上皮

【观察重点】基底细胞，多边形细胞，梭形细胞，扁平细胞。

【材料与方法】狗的食管，石蜡切片，横切面，HE染色。

【肉眼观察】标本呈椭圆形或半椭圆形，中央有不规则的空白腔隙，管腔面起伏不平、染色较深的部分是复层扁平上皮。

【低倍镜观察】上皮是未角化的复层扁平上皮，染色呈深蓝紫色，由多层细胞组成，细胞数量多，排列密集。

【高倍镜观察】上皮与深部结缔组织的连接处，有一层染色较深的结构称为基膜；从基膜由外向内观察，上皮依次分为3层（图2-3）。

1. **基底层** 靠近基膜的是一层基底细胞，细胞呈立方形或矮柱状；胞核为圆形，位于细胞中央；胞质呈强嗜碱性，染为深蓝紫色。

2. **中间层** 有数层多边形细胞，细胞形态不规则，体积逐渐变大；胞核呈圆形或卵圆形，位于细胞中央；浅层细胞逐渐变为梭形细胞，细胞形态略扁。

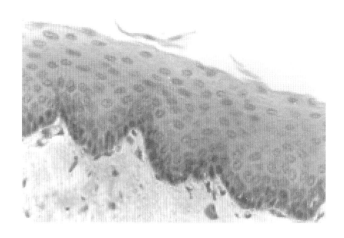

微课：复层扁平上皮

数字切片：复层扁平上皮

图2-3　复层扁平上皮

3. 表层　最表层为数层扁平细胞，细胞呈扁平状；胞核为扁椭圆形，位于细胞中央，染色较深；表层的细胞会退化并不断脱落。

（二）观察模型

观察早期胚胎发生模型13、14（见第20章），辨认外胚层、中胚层、内胚层，描述上皮组织的发生和演变。

（三）示教标本

示教 1　单层扁平上皮

【观察重点】扁平细胞表面观。

【材料与方法】人的肠系膜铺片，镀银法染色。

【肉眼观察】标本呈棕黄色或棕黑色，为形状不规则的薄片，选择标本透亮的部位观察。

【低倍镜观察】可见棕黄色或淡黄色的背景上呈现出波浪状的黑线。

【高倍镜观察】可见细胞呈不规则鳞片状或多边形；细胞核为椭圆形，位于细胞周边；细胞边缘呈锯齿状或波浪状，相互紧密嵌合（图2-4）。

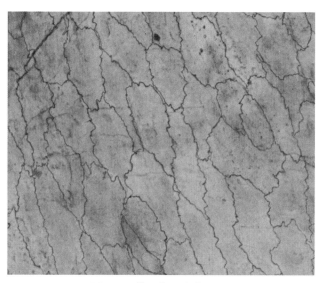

图2-4　单层扁平上皮

示教2　单层立方上皮

【观察重点】立方形细胞。

【材料与方法】猫的甲状腺，石蜡切片，HE染色。

【肉眼观察】标本为红色，呈长椭圆形。

【低倍镜观察】标本上有许多大小不等的甲状腺滤泡。

【高倍镜观察】滤泡上皮由一层近似立方形的细胞围成，细胞核大而圆，位于细胞中央（图2-5）。

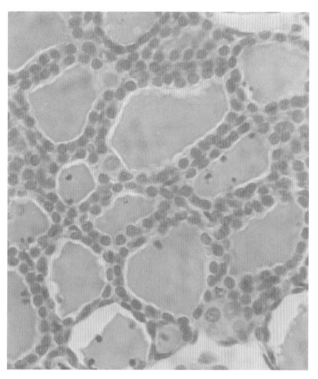

图2-5　单层立方上皮

微课：单层立方上皮

数字切片：单层立方上皮

示教3　变移上皮

【观察重点】上皮细胞层数，盖细胞。

【材料与方法】狗的膀胱，石蜡切片，HE染色。

【肉眼观察】标本为四边形，染色呈蓝紫色，边缘凹凸不平的一侧是变移上皮。

【低倍镜观察】上皮的表面和基底面平行，选择上皮切面较整齐的部位观察。

【高倍镜观察】膀胱收缩时，上皮变厚，细胞层数变多；表层细胞呈大立方，称为盖细胞；细胞核为圆形，胞质呈嗜酸性；中间层细胞为多边形，基底层细胞呈矮柱状。膀胱扩张时，上皮变薄，细胞层数减少，盖细胞呈扁梭形（图2-6）。

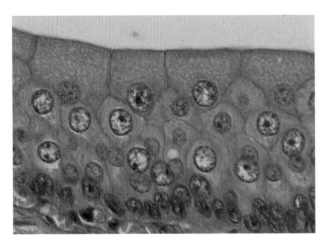

微课：变移上皮（充盈状态）

数字切片：变移上皮（空虚状态）

图2-6 变移上皮

（四）电镜图

电镜下观察杯状细胞，如图2-7所示，重点观察黏原颗粒。

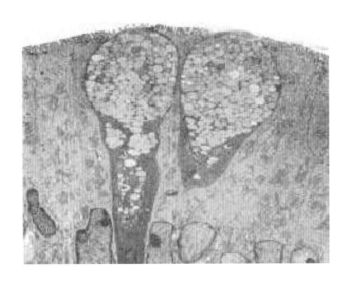

图2-7 杯状细胞电镜图

联系临床

患者，张某，男，56岁，以"进行性吞咽困难半年余，进食感胸骨后疼痛1个月"为主诉就诊。

体格检查：营养不良、消瘦，左锁骨淋巴结轻度肿大，触及不活动。

辅助检查：食管X线钡餐透视显示，食管中段出现梗阻。食管镜活体组织检查（简称活检）病理学结果报告提示，鳞状细胞癌。

临床诊断：食管癌。

临床聚焦：食管癌

讨论分析：

（1）光镜下怎样分辨复层扁平上皮？

（2）结合典型病例，分析食管癌的主要症状。

 知识拓展

健康饮食，预防疾病

注重饮食健康，远离食管癌

食管癌是威胁我国居民健康的主要恶性肿瘤。食管癌好发于食管黏膜上皮，以鳞状细胞癌多见，病变部位以中段居多。食管癌病因与生活环境、饮食习惯及遗传等多种因素相关，其中吸烟与重度饮酒是引起食管鳞癌的重要因素。研究显示，对于食管鳞癌，吸烟者的发生率增加3~8倍，而饮酒者增加7~50倍。在我国食管癌的高发区，主要致癌危险因素是亚硝胺及其前体物和某些真菌及其毒素。长期食用腌制或变质食物可导致食管癌发病率明显增高。另外，饮食中长期缺乏微量元素与维生素也可能导致食管癌发生。食管癌早期症状常不明显，中晚期时典型的症状为进行性吞咽困难并伴随食物反流及持续胸痛。食管癌的主要治疗方法包括手术切除、放疗、化疗、免疫治疗及靶向治疗等。疾病的预防措施有改善饮食习惯，忌食过冷、过热的刺激性食物，不吃发霉变质食物，少食腌制类食物，均衡营养，戒烟限酒，针对易发病人群加强筛查和科普防癌教育。

疾病虽然可怕，但有效预防可以大大降低发病率，因此，大家一定要关爱身体健康，养成良好生活习惯，注重饮食卫生，均衡膳食，这样才能远离癌症。

课后练习

（一）观察

在虚拟仿真实验平台上观察上皮组织中的各类切片。

（二）绘图

绘制高倍镜下的假复层纤毛柱状上皮，并标注柱状细胞、纤毛、杯状细胞、梭形细胞、锥形细胞。

（三）单选题

1. 关于上皮组织的描述，不正确的是（　　　　）。

A. 细胞数量多，排列密集　　　B. 含有大量的细胞外基质　　　C. 有极性

D. 大都无血管分布　　　E. 含有丰富的神经末梢

2. 分布于胃肠道的上皮类型是（　　　　）。

A. 单层扁平上皮　　　B. 单层立方上皮　　　C. 单层柱状上皮

D. 假复层纤毛柱状上皮　　　　　　　E. 复层扁平上皮

3. 关于假复层纤毛柱状上皮，描述正确的是（　　　　）。

A. 分布于小肠腔面　　　　　　　　B. 纤毛只有在电镜下才可观察到

C. 细胞核大小不一、位置不等　　　D. 不含有杯状细胞　　　　　　　E. 分布于皮肤表面

4. 被覆有单层立方上皮的器官有（　　　　）。

A. 皮肤　　　　　　B. 胃肠　　　　　　C. 甲状腺　　　　　　D. 膀胱　　　　　　E. 食管

5. 关于变移上皮，描述不正确的是（　　　　）。

A. 分布于膀胱　　　　　　　　　　　　　　B. 是复层上皮的一种

C. 膀胱收缩时，上皮变薄，细胞层数减少　　D. 表层细胞称为盖细胞

E. 细胞形态会随机能状态发生变化

6. 分布于食管腔面的上皮为（　　　　）。

A. 单层扁平上皮　　　　　　　B. 单层立方上皮　　　　　　C. 单层柱状上皮

D. 变移上皮　　　　　　　　　E. 复层扁平上皮

（四）识图题

请写出图2-8中线条所指的上皮组织的类型及细胞、结构名称。

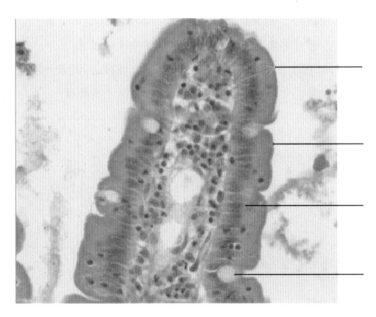

图2-8　小肠绒毛

第3章 结缔组织

——分布广泛，功能多样

结缔组织（connective tissue）由细胞和大量细胞外基质构成。细胞无极性，散在分布于细胞外基质内；细胞外基质由纤维、无定形基质和组织液组成；分布极广，种类繁多，起着支持、连接、营养、运输、保护等作用。广义结缔组织包括固有结缔组织、软骨组织和骨组织及血液；狭义结缔组织指固有结缔组织，其包括疏松结缔组织、致密结缔组织、脂肪组织、网状组织。

结缔组织由胚胎时期的间充质演化而来，间充质由间充质细胞和无定形基质构成，不含纤维。而间充质主要来源于中胚层。

 实验目的

1. 知识目标

（1）观察并辨认疏松结缔组织、致密结缔组织、网状组织、脂肪组织的结构特点；确认各种组成细胞和纤维的结构特点。

（2）观察三胚层胚盘模型，认识结缔组织的发生来源。

2. 能力目标　区分对比疏松结缔组织中7种细胞和3种纤维。

3. 素质目标　培养良好生活习惯，构建健康生活方式。

 实验内容

（一）观察切片

标本1　疏松结缔组织铺片

【观察重点】胶原纤维，弹性纤维，巨噬细胞，肥大细胞，成纤维细胞。

【材料与方法】兔的肠系膜，台盼蓝活体注射，地衣红-亚甲蓝（美蓝）-伊红染色。

【肉眼观察】一小片不规则或方形、浅红色铺片。

【低倍镜观察】选择标本最薄较清晰处观察，移动玻片，可见到棕褐色的细丝状纤维和红色束状纤维交织成网，其间散在有细胞，纤维与细胞之间的空隙为无定形的基质。

【高倍镜观察】胶原纤维为红色波纹状结构，多交叉排列，有的有分支，粗细不等，其内包含的胶原原纤维看不清。在胶原纤维之间有棕褐色的弹性纤维，有分支，断端常见弯曲（图3-1）。在纤维之间可见以下几种细胞。

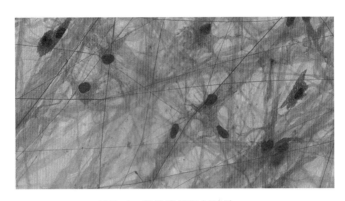

图3-1　疏松结缔组织铺片　　　　　　　　　　　　数字切片：疏松结缔组织铺片

1. **巨噬细胞**　圆形或不规则形，胞质内充满大小不等、分布不均的蓝色台盼蓝颗粒；核小而圆，着色深。

2. **肥大细胞**　圆形或椭圆形，胞质中充满大小相等、分布均匀的嗜碱性颗粒，被亚甲蓝染成蓝色，核小、圆或卵圆形，浅染，居中。

3. **成纤维细胞**　在胶原纤维附近，数量多、胞体大、着色淡，细胞界线不清楚，有突起，核呈卵圆形，浅染，核仁明显；有的成纤维细胞内也含有少量的台盼蓝颗粒，颗粒细小。

标本2　疏松结缔组织

【观察重点】胶原纤维，成纤维细胞，纤维细胞。

【材料与方法】狗的食管石蜡切片，HE染色。

【肉眼观察】此标本为淡粉色切片，标本中的管腔切面为食管切面。

【低倍镜观察】标本中有许多圆形、卵圆形或不规则形血管切面，切面之间填充以着色浅淡、排列疏松的结构，即疏松结缔组织。其中粗细不一、呈粉红色的条状或点状结构为胶原纤维的纵、横切面。形态不一、大小不等的蓝紫色成分为细胞的核。纤维和细胞之间的空白区为基质。

【高倍镜观察】进一步辨认胶原纤维和细胞（图3-2）。

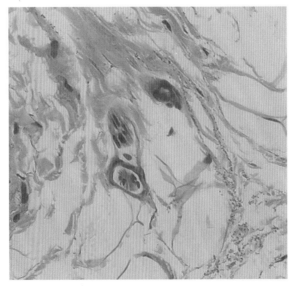

图3-2　疏松结缔组织　　　　　　　　　　　　数字切片：疏松结缔组织

1. **成纤维细胞**　细胞轮廓不清，核较大，卵圆形，染色为淡蓝色，核仁清楚。

2. **纤维细胞**　胞体呈梭形，胞质红染，核较小，扁椭圆形，染色深，核仁不显。

3. **巨噬细胞**　细胞为圆形或不规则形，轮廓清楚，胞质红染，胞核圆形，较成纤维细胞核小，染色深，核仁不清。

4. **浆细胞**　卵圆形，核染色深（染色质呈块状，位于核膜内，从核中心向核膜呈辐射状分布），居细胞一侧，胞质嗜碱性（浆细胞在此切片上不易看到，另见示教标本）。

（二）观察模型

观察三胚层胚盘模型，辨认中胚层，描述结缔组织的发生和演变。

（三）示教标本

示教1　脂肪组织

数字切片：白色脂肪组织

【观察重点】脂肪组织，脂肪细胞。

【材料与方法】人手指皮的一部分，HE染色。

【肉眼观察】在标本上表皮深部染色中较浅的区域寻找要观察的脂肪组织。

【低倍镜观察】找到浅染的脂肪组织，可见到大量成团的、呈空泡状的脂肪细胞，细胞团之间有疏松结缔组织形成的间隔。

【高倍镜观察】脂肪细胞呈圆形或多边形，胞质内含有一个大空泡，为制片过程中溶去的脂滴部位，胞核被脂滴挤向一侧，呈扁圆形。

示教2　网状组织

【观察重点】网状纤维 。

【材料与方法】狗的淋巴结，镀银染色。

【肉眼观察】圆形或豆形结构。

【低倍镜观察】切片没有经过复染，仅见网状纤维呈黑色，纤细而有分支，相互交错成网。

【高倍镜观察】网状细胞依附于网状纤维，呈星形多突起；胞核较大，核仁明显；胞质着色浅。

示教3　腱

【观察重点】致密结缔组织，肌腱。

【材料与方法】人肌腱的一部分，HE染色。

【肉眼观察】切片呈红色条状结构。

【低倍镜观察】粗大、红染的胶原纤维束彼此平行排列，其间有腱细胞。

【高倍镜观察】分布在胶原纤维束之间的腱细胞排列成行，腱细胞核呈椭圆形，着色深，胞质不明显。

（四）电镜图

电镜下观察棕色脂肪组织，如图3-3所示，重点观察细胞核、脂滴、线粒体。

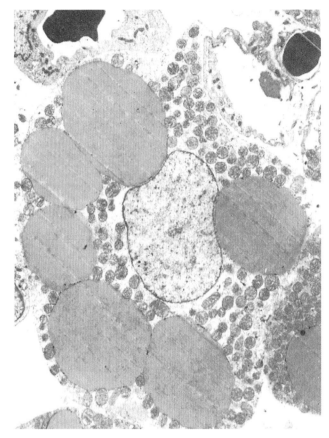

图3-3　棕色脂肪组织电镜图

数字切片：棕色脂肪组织

联系临床

患者，女，35岁，15小时前无明显诱因出现脐周胀痛，伴呕吐胃内未消化食物2次，数小时后疼痛转移至右下腹并固定，呈持续性胀痛，阵发性加剧，无放射痛，无腹泻及血便，无尿频、尿急、尿痛，无肉眼血尿，未行处理，以"急性阑尾炎"收住院。

体格检查：体温38.2 ℃，脉搏80次/min，呼吸20次/min，血压110/70 mmHg（14.63/9.33 kPa，1 mmHg约相当于0.133 kPa）。腹平软，未见胃肠型及蠕动波，右下腹压痛及反跳痛（++），未触及包块，肝、脾肋下未触及，肝区无叩击痛，墨菲征（－），双肾区无叩压痛，腹部移动性浊音（－），肠鸣音4~5次/min。腰大肌试验阴性，闭孔内肌试验弱阳性。

辅助检查：血常规显示白细胞13.3×10^9/L，中性粒细胞百分比75.5%。

临床诊断：急性阑尾炎。

讨论分析：

（1）光镜下结缔组织与上皮组织比较有何异同？该如何辨别？

（2）疏松结缔组织的组成有哪些？它们的结构特点和功能是什么？

临床聚焦：急性阑尾炎

（3）急性阑尾炎发生的特征是什么？主要的炎症细胞有哪些？

 知识拓展

保持健康，远离肥胖

养成良好的生活习惯，拥有健康的生活方式

　　随着社会的发展，人们的生活水平不断提高，生活习惯和饮食结构也在发生着改变。由于高热量、高脂肪食物摄入过多，机体代谢改变，导致体内脂肪积聚过多造成体重过度增长，从而引起人体生理、病理改变，增加了一些疾病的患病风险，如高血压、冠心病、糖尿病、高脂血症和脂肪肝等，这些疾病给患者带来很大的痛苦，也给社会造成了巨大压力。因此，拥有健康的生活方式，提高人们对健康的认知，刻不容缓。

　　第一，控制饮食。对于成年人来说，想要减肥，首先要"管住嘴"，控制热量摄入，体重自然就降下来了。不过，对于大学生来说，不建议以节食的方法来控制体重，而是应该合理安排膳食，多吃一些富含营养的食物，少吃一些油炸、奶油及膨化食品。

　　第二，合理运动。控制体重还要"迈开腿"，平时可以加强体育锻炼，如打篮球、跑步、健身操等，适量的运动不仅可以预防肥胖，还可以增强身体免疫力。

　　第三，释放压力。大多数大学生都是第一次离开家乡，独立生活，加上繁重的学习任务，会有很大的心理压力。在日常生活中，要学会跟家人、朋友及老师多沟通，适当地释放压力。

　　总之，我们应当保持健康的生活方式，少熬夜，多运动，少吃高脂、高糖食物，远离肥胖，不做危害身体健康的行为。

课后练习

（一）观察

在虚拟仿真实验平台上观察疏松结缔组织铺片和切片。

（二）绘图

绘制高倍镜下的疏松结缔组织铺片，并标注胶原纤维、弹性纤维、肥大细胞、巨噬细胞、成纤维细胞。

（三）单选题

1.巨噬细胞的功能不包括（　　　　）。

A.趋化性　　　　　　　　B.吞噬作用　　　　　　　C.抗原呈递作用

D.参与过敏反应　　　　　E.分泌功能

2. 肥大细胞参与过敏反应的原理是（　　　　）。

A. 释放组胺，产生过敏反应　　　B. 灭活组胺，产生过敏反应

C. 释放组胺，减轻过敏反应　　　D. 灭活组胺，减轻过敏反应

E. 以上都不对

3. 在疏松结缔组织中，含有丰富的粗面内质网和发达高尔基复合体的细胞是（　　　　）。

A. 巨噬细胞　　　　　　　B. 肥大细胞　　　　　　C. 成纤维细胞

D. 纤维细胞　　　　　　　E. 脂肪细胞

4. 电镜下，有明暗相间周期性横纹的是（　　　　）。

A. 胶原纤维　　　　　　　B. 弹性纤维　　　　　　C. 网状纤维

D. 微原纤维　　　　　　　E. 胶原原纤维

5. 胶原纤维、弹性纤维、网状纤维分布在结缔组织的（　　　　）。

A. 细胞质　　　　　　　　B. 细胞质基质　　　　　C. 细胞外基质

D. 细胞器　　　　　　　　E. 间充质

（四）识图题

请写出图3-4中线条所指的结构名称。

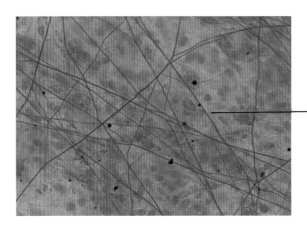

图3-4　结缔组织铺片

第4章 血 液

——奔流不息，为生命续航

血液（blood）是流动于心血管内的液态组织，由红细胞、白细胞、血小板和血浆组成。红细胞、白细胞和血小板是血液中的有形成分，其中白细胞又分为中性粒细胞、嗜酸性粒细胞、嗜碱性粒细胞、淋巴细胞、单核细胞。

血细胞的发生开始于人胚第3周，在卵黄囊壁等处的胚外中胚层细胞密集成索或团块，称为血岛。血岛中央的细胞可形成造血干细胞。人胚第6周，迁入肝的造血干细胞开始造血；第12周脾内造血干细胞增殖分化产生各种血细胞；从胚胎后期至出生后，骨髓成为主要的造血部位。

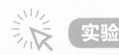 **实验目的**

1. 知识目标
（1）掌握血涂片的制作和瑞氏染色。
（2）辨认并描述光镜下血液中7种有形成分的结构特点和功能。
（3）观察胚外中胚层、卵黄囊和血岛，解释血细胞的发生。

2. 能力目标
（1）学会熟练操作光学显微镜油镜。
（2）综合分析血象异常与疾病的关系。

3. 素质目标 关注无偿献血，传递爱心，培养学生奉献精神。

 实验内容

（一）血涂片制作及白细胞计数

1. 血涂片制作

（1）材料与方法：用75%酒精棉球消毒手指尖，待酒精干后，用消毒针在取血手指上刺一伤口，深约2 mm。以干棉球擦去第一滴血，轻按取血手指待血流成滴，沾一滴血在干净载玻片右端，另取一边光滑平齐的玻片作为推片。玻片与载玻片成20°～30°，并与血滴接触，使血滴在玻片边缘散开，迅速将推片推向左方，做成一均匀且厚薄适中的血涂片。待涂片干后，用蜡笔把涂得较薄的部分四周画上蜡笔线。

（2）注意事项：

1）取血滴不宜太大，以免涂片过厚，影响观察。

2）注意拿片姿势，推片角度和速度要适中，用力要均匀，使涂片厚薄适中。

3）涂片一般在后半部较好。

（3）染色（伊红、亚甲蓝、天青混合液染色，即瑞氏染色）：在蜡笔划定范围内，滴上3～5滴染色液，以浸过血膜为度。1 min后加入等量蒸馏水，并轻轻混合，5～15 min后（或在显微镜下观察，待白细胞的细胞核着上蓝色为度），用自来水迅速冲洗至血膜呈粉红色，把涂片底面及玻片两端抹干后即可镜检，如果血涂片未染上粉红色可以重染5 min，再用自来水洗1～2 s。

2. 白细胞分类计数　血液中各种白细胞都占有一定的百分比，当患有某些疾病时，可引起白细胞百分比发生改变，因此临床上常应用白细胞分类计数的方法来了解疾病情况和辅助诊断。

在高倍镜下，选择细胞分布均匀，并且有核血细胞较多的地方，将血涂片按前、后、左、右的顺序移动，把每一视野内所观察的白细胞分类记录于表内，至白细胞总数为100时，即可算出各种白细胞的百分比数。

（二）观察标本

标本　血涂片

【观察重点】血液中7种有形成分。

【材料与方法】人末梢血涂片，瑞氏染色。

【肉眼观察】血液被涂染成粉红色薄膜，选较薄且均匀的部位于镜下观察。

【低倍镜观察】可见大量圆形、粉红色、无核的红细胞。红细胞间散布着胞体较大、核染成紫蓝色、形态多样的白细胞（图4-1）。

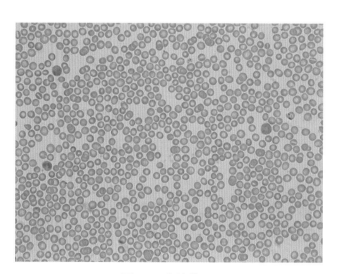

微课：血涂片

数字切片：血涂片

图4-1　血涂片

【油镜观察】用油镜观察的方法和内容如下。

1.观察方法

（1）放平载物台，调整视野光线到最亮为止（升聚光器并打开虹彩遮光器到最大限度）。

（2）转开低倍镜头，在载物台圆孔中央直对的标本上滴一滴镜油。

（3）转换油镜（以物镜上标有100×及白圈为特征），使镜浸入油内，但不接触玻片。

（4）慢慢转动细准焦螺旋至看清血细胞。

（5）使用完毕，用擦镜纸擦去镜头上的油，再用擦镜纸蘸少许二甲苯将镜头擦净，同时擦去标本（血涂片）上的镜油。

2.观察顺序
为了避免重复观察，用"锯齿"式从左至右、从上至下移动标本。

3.观察标本

（1）红细胞：占血细胞绝大多数，小、圆的细胞，无核，淡红色，边缘较深，中央较浅（图4-2）。

（2）白细胞：根据胞质内有无特殊颗粒，可分为有粒白细胞和无粒白细胞两大类。移动标本，寻找各种白细胞进行辨认。

1）中性粒细胞：数目较多，圆形，比红细胞大；核深染，呈弯曲杆状或分为2~5叶，常以3叶者居多，叶之间以纤细的缩窄相连；胞质呈极浅的粉红色，隐约可见许多细小的浅红色的特殊颗粒和较大的浅紫色嗜天青颗粒（图4-3、图4-4、图4-5、图4-6）。

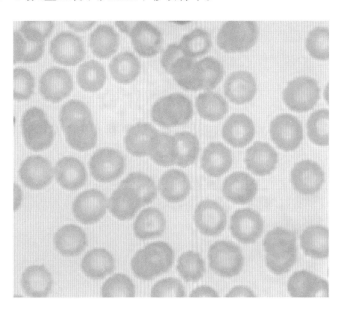

图4-2 红细胞

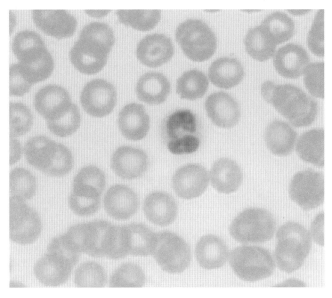

图4-3 中性粒细胞（2叶核）

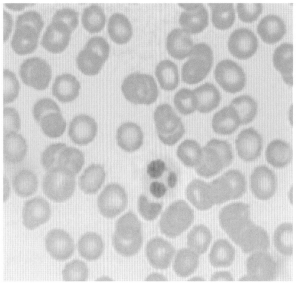

图4-4 中性粒细胞（3叶核）

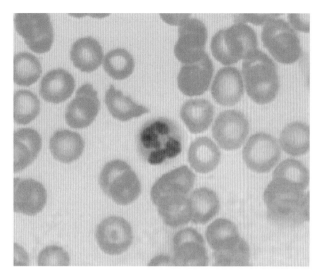

图4-5　中性粒细胞（4叶核）

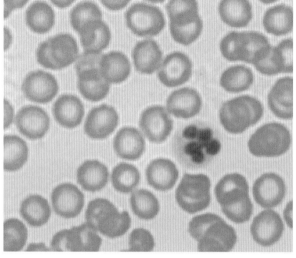

图4-6　中性粒细胞（5叶核）

2）嗜酸性粒细胞：数目少，圆形，比中性粒细胞大；核常分为2叶，染色较淡；胞质内充满分布均匀、粗大的亮红色嗜酸性颗粒（图4-7）。

3）嗜碱性粒细胞：数目少，不易找到，大小与中性粒细胞相似；核呈"S"形或不规则形，染色较浅，常被颗粒遮盖；胞质内有大小不等、分布不均、染成蓝紫色的嗜碱性颗粒（图4-8）。

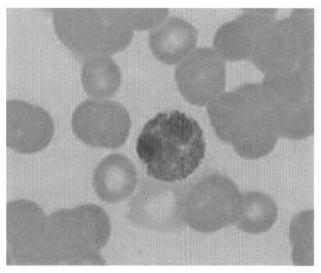

图4-7　嗜酸性粒细胞

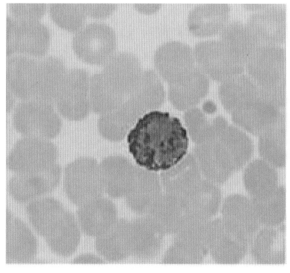

图4-8　嗜碱性粒细胞

4）淋巴细胞：胞体大小不等，以小淋巴细胞为多，与红细胞大小相似；胞核圆，一侧常有浅凹，染色质粗块状，着色深；胞质少，嗜碱性较强，染成蔚蓝色。中等大小的淋巴细胞比中性粒细胞小，核染色质略稀疏，着色略浅，有的淋巴细胞可见核仁，胞质较多，蔚蓝色，含少量嗜天青颗粒（图4-9、图4-10）。

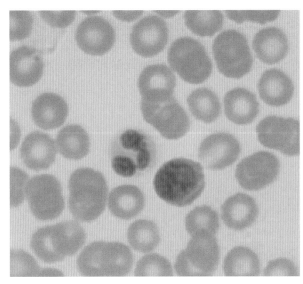

图4-9　中淋巴细胞

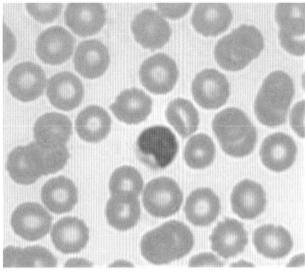

图4-10　小淋巴细胞

5）单核细胞：胞体最大，圆形或卵圆形；核呈肾形、马蹄铁形或扭曲折叠的不规则形，染色质颗粒细而松散，故染色较浅；胞质丰富，呈灰蓝色，内含许多细小嗜天青颗粒（图4-11）。

（3）血小板：在血细胞之间，常聚集成群。少数单个存在的血小板为不规则块状，其周围部分染成浅蓝色，中央有细小紫蓝色颗粒（图4-12）。

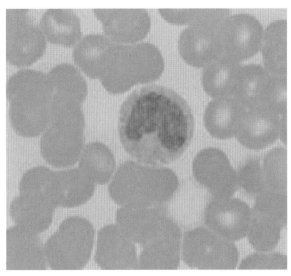

图4-11　单核细胞

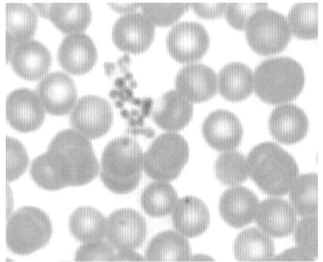

图4-12　血小板

（三）观察模型

观察胚胎发生模型13（见第20章），辨认胚外中胚层、卵黄囊、血岛，描述血细胞的发生和演变。

（四）示教标本

示教1　网织红细胞

【观察重点】网织红细胞。

【材料与方法】人血涂片，煌焦油蓝染色。

【肉眼观察】与【低倍镜观察】同前血涂片标本。

【高倍镜观察】或【油镜观察】可见许多红细胞，有的细胞胞质内含蓝色不规则的颗粒或细网，这种细胞即为网织红细胞（图4-13）。

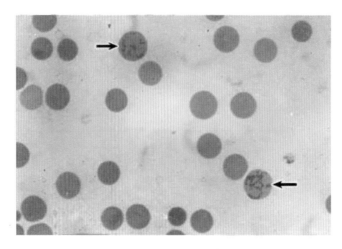

图4-13　网织红细胞

示教2　骨髓涂片

【观察重点】血细胞发生过程的形态演变。

【材料与方法】人骨髓涂片，瑞氏染色。

【肉眼观察】涂片染色较血涂片色紫。

【低倍镜观察】有核细胞多于血涂片中的有核细胞。

【高倍镜观察】高倍镜下观察的细胞如下。

数字切片：红骨髓

1. **原红细胞**　比脂肪细胞和巨核细胞略小，形状不规则，胞体有伪足突起；胞质嗜碱性强，呈深蓝色；核很大，约占胞体的3/4，呈圆形或卵圆形。

2. **早幼红细胞**　又称嗜碱性红细胞。胞体呈不规则的圆形或卵圆形；胞质嗜碱性，呈深蓝色；核变小，位于细胞的中央，大于胞体的一半。

3. **中幼红细胞**　又称多染性成红细胞，是不规则圆形细胞，胞体比原红细胞小一半左右；胞质嗜碱性减弱，涂片上红蓝兼染；核更小，约占胞体的一半。

4. **晚幼红细胞**　又称成红细胞，圆形，大小已接近正常的红细胞；胞质嗜酸性，呈橘红色；核很小，往往固缩成一团，染成蓝黑色，位于胞体的一侧。

5. **网织红细胞和红细胞**　即未完全成熟和成熟的红细胞。

6. **原粒细胞**　胞体较大，呈圆形或卵圆形；胞质嗜碱性，被染成天蓝色；核大，大于胞体的3/4，呈圆形或卵圆形，着色浅。

7. **早幼粒细胞**　胞体较原粒细胞略有增大，呈不规则的圆形。胞质染成淡蓝色，可见大量嗜天青颗粒。细胞核呈卵圆形，大于胞体一半，位于细胞的一侧，着色深。

8. **中幼粒细胞** 胞体近似圆形，大小与原粒细胞相似；胞质呈弱嗜碱性，染成淡蓝色，其中的嗜天青颗粒比早幼粒细胞的小；核小，呈馒头状，约占胞体的一半。中幼粒细胞中的特殊颗粒已明显增多，可区分出 3 种粒细胞，即中性中幼粒细胞、嗜酸性中幼粒细胞和嗜碱性中幼粒细胞。

9. **晚幼粒细胞** 胞体的大小和中幼粒细胞相似；胞质嗜碱性不明显，呈淡红色，其中充满特殊颗粒；核比中幼粒细胞小，呈肾形，深紫色，小于胞体的一半。

10. **中性、嗜酸性和嗜碱性粒细胞** 即 3 种成熟的粒细胞。

11. **原巨核细胞** 胞体很大，形态不规则，有伪足伸出；胞质嗜碱性强，呈深紫色；核大，占胞体的 3/4，着色浅。

12. **幼巨核细胞** 细胞体积比原巨核细胞稍大，呈不规则的圆形，有伪足状突起；胞质嗜碱性弱，红蓝兼染，出现血小板颗粒；核常呈肾形，约占胞体的 1/2，染色深。

13. **巨核细胞** 是红骨髓中最大的细胞；核巨大而分叶，着色深；胞质内形成大量聚集成团的血小板颗粒。

14. **其他细胞** 在标本上还可看到淋巴细胞、单核细胞、破骨细胞和血小板等。

（五）电镜图

电镜下观察单核细胞，如图4-14所示，重点观察核、溶酶体、线粒体、高尔基复合体。

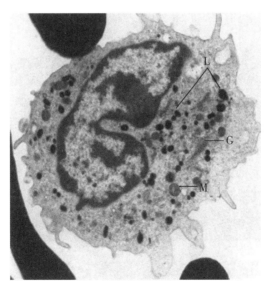

图4-14　单核细胞
高尔基复合体（G）；溶酶体（L），即光镜下的嗜天青颗粒；线粒体（M）

联系临床

患者，女，20岁，以"头晕、乏力1年余，加重1个月"为主诉就诊。现患者精神不佳、记忆力减退、活动后心慌；进食正常，无便血、尿色异常、鼻衄和齿龈出血；睡眠好，体重无明显变化。既往体健，无胃病史，无药物过敏史。未婚，12岁月经初潮，月经周期28天，经期7天，近1年来月经量增多。

体格检查：体温36 ℃，脉搏105次/min，呼吸18次/min，血压110/70 mmHg。一般状态好，贫血貌，皮肤黏膜无出血点，浅表淋巴结未触及肿大；巩膜不黄，面色、口唇苍白，舌乳头正常；心、肺无异常；肝、脾无肿大。

辅助检查：血红蛋白（Hb）60 g/L，红细胞（RBC）3.0×10¹²/L，平均红细胞体积（MCV）70 fL，平均红细胞血红蛋白含量（MCH）25 pg，平均红细胞血红蛋白浓度（MCHC）300 g/L，白细胞（WBC）6.5×10⁹/L，中性粒细胞百分比70%，淋巴细胞百分比27%，单核细胞百分比3%，血小板（PLT）260×10⁹/L，网织红细胞百分比1.5%。血清铁5.6 μmol/L。尿蛋白（-），大便潜血（-）。肝功能各项指标正常。

临床诊断：缺铁性贫血。

讨论分析：

（1）光镜下怎样分辨血液中的各种血细胞？

（2）网织红细胞的数目有何临床意义？与骨髓的造血功能有何关系？

（3）结合典型病例，分析光镜下缺铁性贫血患者的红细胞有何病理变化，并分析其原因。

临床聚焦：缺铁性贫血

知识拓展

无偿献血，奉献社会

无偿献血，让生命更有意义

血液可以再生，但生命不能重来！无偿献血，不仅对身体有益，而且能够帮助到真正有需要的人。有人对献血存在一些疑问，在此列举几个常见问题进行答疑。

1. 为什么献血无偿而用血有偿？

实行无偿献血是为了保证血液安全。《中华人民共和国献血法》明确规定，公民临床用血时只交付用于血液的采集、储存、分离、检验等费用。血液虽然是献血者无偿捐献的，但血液在用于临床患者之前需要经过一系列的处理过程，包括采集、分离、制备、检验、储存和运输等，涉及场地设备、仪器材料、人员及管理等成本。

2. 两次献血的间隔期是多少？

捐献全血的间隔期不少于6个月。

3. 献血后多久能恢复？

献血后血液中的各种细胞成分可通过人体骨髓造血很快得以补充，血液内的水分和无机物在2小时内即可得到补充，恢复正常血容量；血浆中的蛋白质2～3天即可恢复；红细胞及血红蛋白在21天左右即可恢复到献血前的水平。

涓涓细流汇成大海，滴滴热血诠释爱心。

让我们以自己的实际行动为生命助力！积极践行社会主义核心价值观，为形成互相尊重、团结友善、互相关心、互相帮助的人际关系助力！

课后练习

（一）观察

在虚拟仿真实验平台上观察血涂片、骨髓切片。

（二）绘图

绘制高倍镜下血涂片中7种有形成分，并标注各种血细胞名称。

（三）单选题

1. 观察血细胞常用的方法是（　　　）。

A. 石蜡切片、HE染色　　　　　　B. 冷冻切片、HE染色　　　C. 涂片、HE染色

D. 涂片、Wright或Giemsa染色　　　E. 石蜡切片、Wright或Giemsa染色

2. 关于正常血象，下列错误的是（　　　）。

A. 血象仅指血液中各种血细胞的形态和数量

B. 成熟红细胞呈双凹圆盘状，无核、无细胞器

C. 血小板无核，但有细胞器

D. 白细胞按胞质内含有特殊颗粒分为两类

E. 红细胞数量最多，血小板次之，白细胞最少

3. 最符合网织红细胞结构特点的是下列哪一项？（　　　）

A. 衰老的红细胞　　　　　　　　B. 有核的红细胞

C. 胞质内残留细胞器的红细胞　　　D. 胞质内有颗粒的红细胞

E. 不能合成新的蛋白

4. 以下对成熟红细胞特点的描述中，哪一项是错误的？（　　　）

A. 呈双凹圆盘状　　　　　　　　B. 无细胞核

C. 无任何细胞器　　　　　　　　D. 残留少量血红蛋白

E. 血涂片中，红细胞中央部呈浅红色

5. 嗜碱性粒细胞胞质中的颗粒（　　　）。

A. 大小相等，分布均匀　　　　　B. 大小相等，分布不均匀

C. 大小不相等，分布均匀　　　　D. 大小不相等，分布不均匀

E. 以上均不对

6. 有关单核细胞的描述，错误的是（　　　）。

A. 是体积最大的血细胞　　　　　B. 细胞核多呈肾形

C. 胞质染成蓝灰色　　　　　　　D. 胞质内无颗粒

E. 在血流中停留12～48 h

7. 不符合血小板特点的是下列哪一项？（　　　）

A. 参与止血与凝血　　　　　　　B. 是巨核细胞的细胞质碎片

C.胞质内没有细胞核   D.胞质内没有细胞器

E.胞质内含血小板颗粒

8.除了计数各种血细胞数量来协助诊断疾病之外，观察血细胞形态也是必要的诊断办法，下列哪种疾病最适合这种诊断？（　　　）

A.大肠杆菌感染   B.冠状病毒感染   C.感冒

D.疟疾   E.肺结核

9.在患过敏性疾病或寄生虫病时，血液中哪种白细胞数量明显增多？（　　　）

A.中性粒细胞   B.嗜碱性粒细胞   C.嗜酸性粒细胞

D.单核细胞   E.淋巴细胞

10.关于血细胞发生过程描述错误的是（　　　）。

A.分原始、幼稚和成熟三个阶段   B.胞体由大变小，巨核细胞由小变大

C.细胞分裂能力从无到有   D.细胞核由大变小，巨核细胞核由小变大

E.红细胞核消失

（四）识图题

请写出图4-15至图4-20中线条所指的细胞名称。

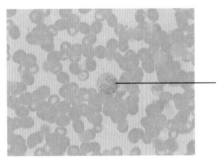

图4-15　血涂片（一）

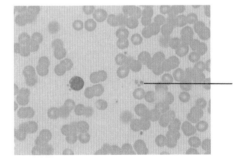

图4-16　血涂片（二）

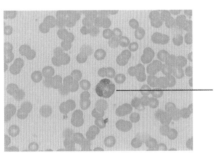

图4-17　血涂片（三）

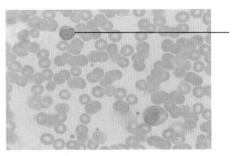

图4-18　血涂片（四）

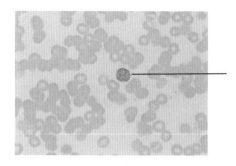

图4-19 血涂片（五）

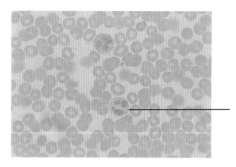

图4-20 血涂片（六）

第5章 软骨与骨

——支撑人体，保驾护航

软骨（cartilage）与骨（bone）是人体重要的支架结构，主体成分为软骨组织和骨组织，属于广义结缔组织，是高度特化的固态结缔组织，既有结缔组织的结构共性，又有其独特的结构特性。软骨组织由软骨细胞和软骨基质构成；骨组织由骨细胞和骨基质构成。

软骨与骨来源于胚胎时期的间充质，间充质细胞可分化为骨祖细胞，骨祖细胞进一步分化为成软骨细胞或成骨细胞。成软骨细胞可形成软骨组织，成骨细胞可形成骨组织。软骨和骨周边的间充质形成软骨膜或骨膜。

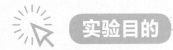

实验目的

1. **知识目标**
（1）辨认并描述透明软骨中软骨组织和长骨骨干中骨组织的结构。
（2）观察胚胎发育模型，辨认中胚层、间充质，描述骨和软骨的发生。
2. **能力目标**　总结分析骨组织形态结构与功能间的关系。
3. **素质目标**　宣传预防骨质疏松症，增强医学生服务社会健康事业的责任意识。

实验内容

（一）观察标本

标本1　透明软骨

【观察重点】软骨细胞，软骨基质，软骨膜。

【材料与方法】狗的气管，HE染色。

【肉眼观察】标本呈环形或"C"形，为气管横切面，管壁中呈紫蓝色的半环状结构即为透明软骨。

【低倍镜观察】先找到透明软骨，再逐渐从周边向中央观察，在透明软骨周围染成粉红色的致密结缔组织为软骨膜，与周围结缔组织界线不清（图5-1）。

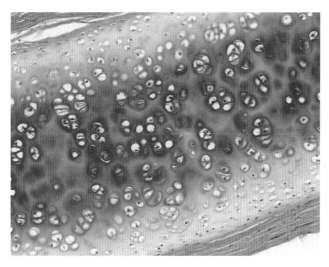

微课：透明软骨

数字切片：透明软骨

图5-1　透明软骨

1. **软骨膜**　分内、外两层，外层纤维多，细胞少；内层则相反。

2. **软骨基质**　着色深浅不一，这是因为基质内不同部位所含硫酸软骨素多少的不同。硫酸软骨素嗜碱性，含量越多，嗜碱性越强，染蓝色越深；含量越少，染色越浅。软骨基质中的腔隙为软骨陷窝。软骨陷窝周围的紫蓝色环为软骨囊。

3. **软骨细胞**　位于软骨陷窝内。靠近软骨膜的细胞，体积较小，呈扁椭圆形，多平行于软骨表面排列，常单独存在。在软骨深部，细胞体积增大，呈圆形或椭圆形，常成组排列，每组有2~8个细胞，称同源细胞群。由于制作切片过程中细胞收缩，故在软骨细胞和软骨陷窝之间有裂隙。

【高倍镜观察】软骨细胞因制片收缩呈不规则形，胞质嗜碱性，染为浅蓝色，核圆，居中。

标本2　骨磨片

【观察重点】骨单位，内、外环骨板，间骨板，骨陷窝，骨小管。

【材料与方法】人的长骨骨干横切面磨片，镀银法染色。

【肉眼观察】标本为外形不规则的棕黑色薄片，是长骨横切面的一部分。

【低倍镜观察】低倍镜下观察的内容如下。

1. **骨单位**　又称哈弗斯系统，视野中可见许多黑色圆形的中央管（哈弗斯管）及其外周数层呈同心圆排列的骨板（哈弗斯骨板）（图5-2）。相邻中央管之间可有穿通管相连。

2. **内、外环骨板**　内环骨板位于近骨髓腔内侧面，是与腔面平行排列的骨板，不太规则，有的内环骨板因被磨掉而不可见。外环骨板位于骨干的外侧面，并与骨干表面平行排列，较为整齐，部分由于标本太小观察不到此结构。

3. **间骨板**　在骨单位之间或骨单位与环骨板之间，排列不规则的骨板，是陈旧的骨单位吸收后的残留部分。

【高倍镜观察】骨板内或骨板之间可见梭形黑色的骨陷窝，为骨细胞胞体所在的空间，顺着骨板排列，呈扁椭圆形，内充满染料；从骨陷窝向周围发出的许多微细管道为骨小管，是骨细胞的突起所在部位，同一骨单位的骨小管彼此相通（图5-3）。

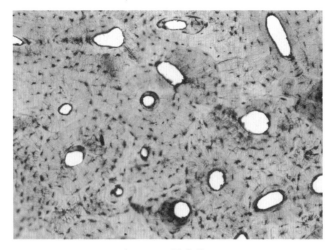

微课：骨磨片

图5-2　骨磨片

数字切片：骨磨片

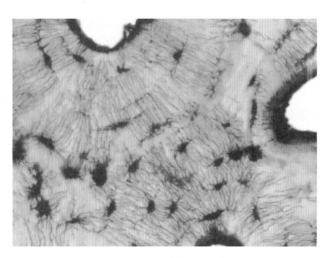

图5-3　骨陷窝与骨小管

（二）观察模型

观察早期胚胎发生模型 13、14、15、16（见第20章），辨认中胚层和间充质，描述软骨组织与骨组织的发生和演变。

（三）示教标本

示教1　软骨内成骨

【观察重点】成骨细胞，骨细胞，破骨细胞；软骨储备区，软骨增生区，软骨钙化区及成骨区。

【材料与方法】新生儿的手指骨，HE染色。

【肉眼观察】标本为新生儿手指纵切面，中央着色均匀的淡蓝色区域为手指骨的近关节面。

【低倍镜观察】从指骨的关节面开始向中央观察，直到骨髓腔，可依次分为如下几个区域。

1. 软骨储备区　为透明软骨，软骨细胞小，分散存在，软骨基质呈嗜碱性。

2. 软骨增生区　软骨细胞增大，通过分裂形成的同源细胞群纵行排列，形成软骨细胞柱。

3. **软骨钙化区**　软骨细胞肥大，呈空泡状，核固缩，可见退化死亡的软骨细胞留下的大陷窝。钙化的软骨基质呈强嗜碱性。

4. **成骨区**　可见中轴为钙化的软骨基质，表面为过渡型骨小梁和已形成的、呈红色的骨小梁，骨小梁之间为骨髓腔，腔内充满红骨髓，有的部位骨小梁表面可见成骨细胞或破骨细胞。

【高倍镜观察】高倍镜下观察的内容如下。

1. **成骨细胞**　位于成骨区骨小梁的表面，排列整齐成一层，细胞呈矮柱状或圆形，胞质嗜碱性。

2. **骨细胞**　位于骨小梁中，单个散在分布，由于细胞收缩，其周围出现空隙，即骨陷窝。

3. **破骨细胞**　常位于骨小梁表面凹陷处，体积大，呈不规则形，有多个细胞核，胞质嗜酸性，染成红色。

示教2　脱灰骨

【观察重点】脱钙后骨组织。

【材料与方法】人的小块长骨，Susa固定液固定，5%~10%硝酸脱掉钙盐，HE染色。

【肉眼观察】小块红色组织。

【低倍镜观察】骨的内、外面可见骨内膜和骨外膜，其下方分别为内环骨板和外环骨板，内、外环骨板之间可见骨单位和间骨板（图5-4）。

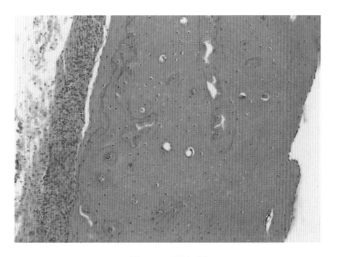

图5-4　脱灰骨

数字切片：长骨切片

【高倍镜观察】高倍镜下观察的内容如下。

1. **骨外膜**　分两层，外层纤维较多，细胞较少；内层相反。

2. **骨单位**　在骨单位内，着色较红的是环形胶原纤维的切面。环形纤维之间着色较浅的是纵行胶原纤维。骨细胞在骨陷窝内，胞体椭圆形，胞核着色深，由胞体伸出许多细小突起呈放射状排列。中央管内有血管、神经和组织液，与穿通管相连通。

示教3　纤维软骨

【观察重点】纤维软骨。

【材料与方法】小牛椎间盘的纵切面，福尔马林固定，石蜡切片，HE染色。

【肉眼观察】切片呈红色块状。

【低倍镜观察】纤维软骨的基质中含有密集的胶原纤维束，常平行或交叉排列，在纤维之间夹有成串的、三五成行的软骨细胞。换高倍镜观察纤维束被纵切的区域。

【高倍镜观察】纤维束间夹有薄层基质。软骨细胞周围着色浅淡的空隙是软骨陷窝。陷窝中含有1个或2个（很少有3个）卵圆形或圆形的软骨细胞。纤维软骨一部分和致密结缔组织相延续，另一部分和透明软骨相延续，没有明显的软骨膜（图5-5）。

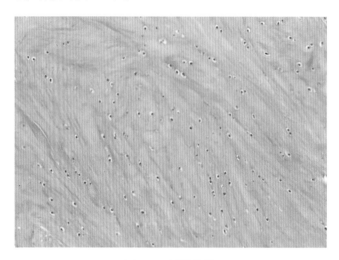

图5-5　纤维软骨

数字切片：纤维软骨

示教4　弹性软骨

【观察重点】软骨细胞，软骨基质。

【材料与方法】猫耳郭的垂直切面，瑞氏染色后，再以HE复染。

【肉眼观察】切片中央有一条深紫色的波浪带是弹性软骨，其两侧颜色较浅的是皮肤。

【低倍镜观察】找到弹性软骨，换高倍镜观察。

【高倍镜观察】弹性软骨与透明软骨相似，但弹性软骨基质中含有大量紫黑色的弹性纤维。可见纤维从各个方向贯穿软骨并交织成网，且在软骨陷窝附近交织得特别紧密。在软骨周边，纤维变得较细，数量减少，直接延续成软骨膜的弹性纤维（图5-6）。

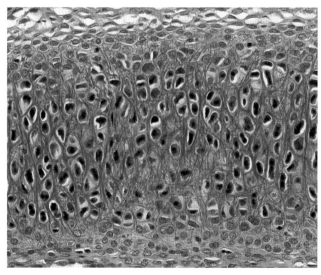

图5-6　弹性软骨

数字切片：弹性软骨

（四）电镜图

电镜下观察软骨细胞，如图5-7所示，重点观察糖原、高尔基复合体、脂滴、粗面内质网、线粒体。

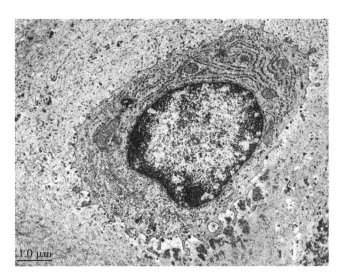

图5-7　软骨细胞

联系临床

黄某，男，43岁。因"摔伤左小腿肿痛伴活动受限3小时"入院。

体格检查：左小腿中段明显肿胀，外翻畸形，表面可见5 cm×3 cm挫擦伤，深达皮内，少许渗血。左小腿中段可扪及骨擦感，左膝关节活动受限。

辅助检查：X线拍片显示左胫骨中段可见一斜行骨折线。

临床诊断：左胫骨中段骨折。

讨论分析：

临床聚焦：胫腓骨骨折

（1）简述长骨骨干的结构。

（2）长骨是如何增长和增粗的？17~20岁以后的成人是否能长高？为什么？

（3）骨折后什么细胞参与了骨折愈合？试述它们的形态结构特点，以及在骨折愈合中的作用。

 知识拓展

预防骨质疏松，享受健康生活

隐形杀手——骨质疏松症

骨质疏松症是以骨密度和骨质量下降、骨微结构破坏、骨脆性增加、易发生骨折为特征的全身性骨病。骨质疏松早期无明显症状，部分患者检查时才发现骨密度下降。主要表现为骨折、疼痛、身长缩短、驼背及呼吸功能下降。它的发生是遗传因素和非遗传因素交互作用的结果。非遗传因素主要包括环境因素、生活方式、疾病、药物、跌倒等相关因素。高龄者、绝经后的妇女更易发生骨质疏松。

骨质疏松症给患者的生活带来极大的不便和痛苦，治疗起效很慢，一旦骨折可危及生命。因此，骨质疏松症的预防非常重要，临床上特别强调落实三级预防。

一级预防：在儿童、青少年、青壮年时期，要注意合理膳食、均衡营养，坚持科学的生活方式。

二级预防：在中年时期，尤其是妇女绝经后，应每年进行一次骨密度检查，对有快速骨量减少的人群，应及早采取防治对策。

三级预防：在老年时期，对退行性骨质疏松症患者应积极进行药物治疗，同时加强防摔、防颠等措施。对中老年骨折患者应积极手术，并给予体疗、理疗、心理、营养等综合治疗。

课后练习

（一）观察

在虚拟仿真实验平台上观察透明软骨切片、骨磨片，以及软骨内成骨、脱灰骨、纤维软骨和弹性软骨切片。

（二）绘图

绘制高倍镜下的透明软骨，标注软骨基质、软骨陷窝、软骨细胞、软骨囊、同源细胞群。

（三）单选题

1.透明软骨分布于（　　）。

A.会厌　　　　　　B.耻骨联合　　　　　C.椎间盘　　　　　D.关节软骨　　　　　E.耳郭

2.关于透明软骨中的软骨细胞，下列叙述错误的是（　　）。

A.均位于软骨陷窝内

B.靠近软骨膜的细胞体积小，单个分布

C.软骨深部的细胞体积大，同源细胞群明显

D.胞核呈圆形或卵圆形，着色浅，胞质嗜酸性

E.胞质内粗面内质网和高尔基复合体发达

3.三种软骨组织的共同点不包括（　　）。

A.有软骨囊　　　　　　　　　　B.纤维相互平行或交织排列

C.有少量毛细血管　　　　　　　D.有同源细胞群

E.软骨细胞可分裂增生

4.由中央管及其周围同心圆排列的骨板构成（　　）。

A. 骨单位 B. 环骨板 C. 间骨板

D. 哈弗斯骨板 E. 以上都不对

5.骨陷窝中容纳的是（　　）的胞体。

A. 成骨细胞 B. 骨细胞 C. 破骨细胞 D. 骨祖细胞 E. 软骨细胞

（四）识图题

请写出图5-8中线条所指的细胞或结构名称。

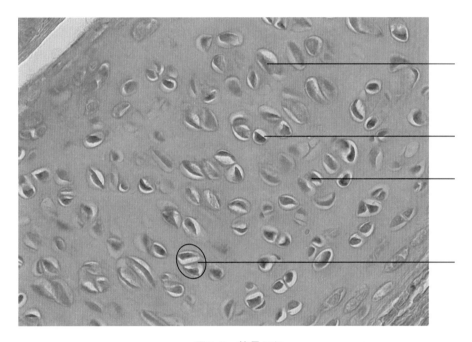

图5-8 软骨组织

第6章 肌组织

——赋予运动以力量

肌组织（muscular tissue）主要由肌细胞构成，肌细胞之间有少量的结缔组织、血管、淋巴管及神经。肌细胞呈细长纤维形，故又称为肌纤维（muscle fiber）。肌纤维的细胞膜称为肌膜（sarcolemma），细胞质称为肌质（sarcoplasm），又称为肌浆，肌浆中有许多与细胞长轴平行排列的肌丝，它们是肌纤维舒缩功能的主要物质基础。根据肌组织的结构和功能特点，可将其分为三类：骨骼肌、心肌和平滑肌。

肌组织来源于胚胎时期中胚层形成的间充质。

实验目的

1. **知识目标**

（1）辨认并区分骨骼肌、心肌、平滑肌的结构特点。

（2）观察胚胎发育模型，辨认中胚层、间充质和体节，描述肌组织的发生。

2. **能力目标** 比较分析骨骼肌、心肌、平滑肌的结构特点和分布及其功能之间的联系。

3. **素质目标** 加强体育锻炼，践行健康中国理念。

实验内容

（一）观察标本

标本1 骨骼肌

【观察重点】横纹，核的位置及数目，肌内膜，肌束膜，肌外膜。

【材料与方法】猫的骨骼肌，石蜡切片，HE染色。

【肉眼观察】长条形的为骨骼肌纵切面，椭圆形的为骨骼肌横切面。

【低倍镜观察】纵切面上可见骨骼肌纤维呈长条状，肌纤维相互平行排列，肌纤维间有少量的结缔组织（肌内膜），可见成纤维细胞核和毛细血管。横切面呈不规则形，每条肌纤维周围的薄层结缔组织为肌内膜；数条肌纤维集合成束，肌束外面包绕的较厚的结缔组织为肌束膜；整块肌肉外面所包绕的结缔组织为肌外膜（图6-1）。

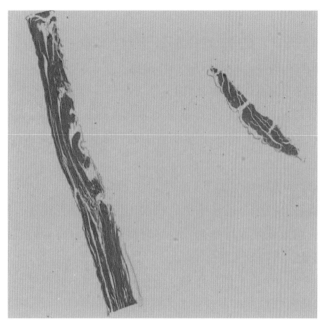

微课：骨骼肌

数字切片：骨骼肌

图6-1 骨骼肌

【高倍镜观察】

1. **纵切面** 可见骨骼肌纤维呈长条形，着粉红色；每条骨骼肌纤维有多个细胞核，核呈扁椭圆形，着蓝紫色，位于肌膜下方；肌原纤维沿长轴平行排列，可在与长轴垂直的方向上观察到明暗相间的横纹（即嗜酸性染色深浅不同的周期性横纹）；观察横纹时需将视野调暗（图6-2）。

2. **横切面** 肌纤维为圆形或三角形，细胞核圆形、色深，位于细胞膜（肌膜）下方。观察时还要注意骨骼肌的肌原纤维，由于固定收缩的原因，肌原纤维常聚成许多呈多角形的区域，即孔海姆氏区（Cohnheim's field）（图6-3）。

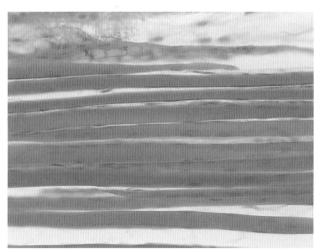

图6-2 骨骼肌纵切面

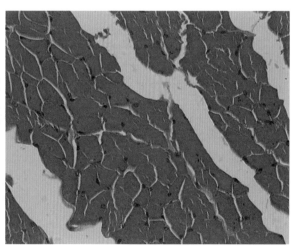

图6-3 骨骼肌横切面

标本 2　心肌

【观察重点】心肌纤维的形状，核的位置及数目，横纹，闰盘。

【材料与方法】人心脏的一部分，石蜡切片，HE染色。

【肉眼观察】着色较红的一块不规则梯形组织。

【低倍镜观察】心肌纤维呈红色，心肌纤维排列方向不一致，有纵、横、斜等切面。注意肌纤维大小和形态，肌纤维形成分支与邻近的肌纤维连接。肌纤维间有少量的结缔组织和大量的毛细血管。

微课：心肌

【高倍镜观察】高倍镜下观察的内容如下。

数字切片：心肌

1. 纵切面　核呈卵圆形，1~2个，位于中央；核的周围肌浆染色较浅，有的细胞可见棕黄色的脂褐素颗粒；肌原纤维平行排列，也呈现横纹（注意与骨骼肌的横纹比较）。相邻心肌纤维的连接处，有闰盘（图6-4）。

2. 横切面　有的心肌纤维中央可见圆形胞核，有的未切到核，此处空白；核的周围肌浆丰富，染色较浅；肌原纤维呈红色点状，但不易看清（图6-5）。

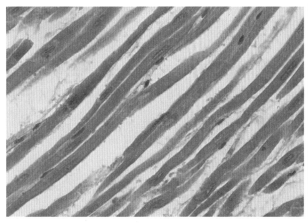

图6-4　心肌纵切面　　　　　　　　　　图6-5　心肌横切面

标本 3　平滑肌

【观察重点】平滑肌纤维的形状，核的形状、位置及数目。

【材料与方法】猫的小肠，石蜡切片，HE染色。

【肉眼观察】回肠中空的部分是管腔。从内向外，近管腔被染成蓝色的是黏膜，在黏膜层外呈淡红色的为黏膜下层，黏膜下层外呈深红色的是肌层，在肌层外被染成淡红色的一薄层组织是浆膜。本实验所要观察的是深红色的肌层。

【低倍镜观察】肌层由内环层和外纵层的平滑肌纤维组成。内环层平滑肌纤维均呈纵切面；外纵层平滑肌纤维呈横切面，被切成点状粗细不等的切面。

【高倍镜观察】高倍镜下观察的内容如下。

1. 内层　为平滑肌纵切面，平滑肌纤维呈长梭形，相互交错，密集排列；核呈椭圆形或棒状，着色深；肌浆嗜酸性。肌膜很薄，不易看清。

2. **外层**　为平滑肌横切面，平滑肌纤维呈大小不等的圆形或因密集相依呈多边形，有的肌纤维内可见胞核的横切面为圆形，有的肌纤维内看不到胞核（图6-6）。

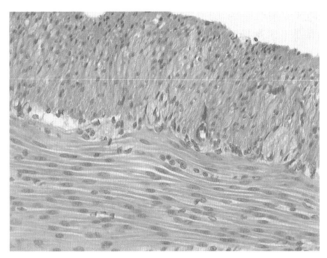

图6-6　平滑肌

微课：平滑肌

数字切片：平滑肌

（二）观察模型

观察早期胚胎发生模型13、14、15、16（见第20章），描述肌组织的发生和演变。

（三）示教标本

示教1　骨骼肌横纹

【观察重点】骨骼肌纤维的横纹。

【材料与方法】兔的肌肉，Susa固定液固定，纵断石蜡切片，铁苏木精染色。

【肉眼观察】蓝色长条状。

【低倍镜观察】纵切面上骨骼肌纤维呈细长条形。

【高倍镜观察】肌纤维内有沿肌纤维长轴平行排列的肌原纤维，呈细丝样，每条肌原纤维上都有明暗相间的带，各条肌原纤维的明带和暗带都准确地排列在同一平面上，因而构成了骨骼肌纤维明暗相间的周期性横纹。明带又称为I（isotropic）带，暗带又称为A（anisotropic）带。暗带中央有一条浅色的窄带，称为H（德文hell）带，H带中央有一条深色的M（德文mittle）线。明带中央有一条深色的Z（德文zwischem）线。相邻两条Z线之间的一段肌原纤维称为肌节，肌节次第排列构成肌原纤维，是骨骼肌纤维结构和功能的基本单位。

示教2　心肌横纹、闰盘

【观察重点】横纹，闰盘。

【材料与方法】人的心脏，硝酸酒精溶液固定，纵断石蜡切片，苏木精染色。

【肉眼观察】为一块紫蓝色的组织。

【低倍镜观察】可见许多细长的肌纤维，分支相连成网。可见横、斜切面，呈圆形或椭圆形。

【高倍镜观察】心肌内的肌原纤维上也有与骨骼肌相同的横纹，但不如骨骼肌明显；相邻心肌细胞的连接处，染色较深，呈直板状，与心肌纤维长轴相垂直的结构，即为闰盘。

示教3 平滑肌分离标本

【观察重点】单个平滑肌纤维的形状，核的位置和数目。

【材料与方法】取蛙的胃，立即固定于FAA固定液中24 h，再放入30%酒精3 h，组织块染于Orth锂卡红染液（37 ℃）一天或两周（多次换液）后，用蒸馏水洗，经分离、再固定、分色、脱水、透明、封片。

【肉眼观察】整张切片上散落分布有大小、形状不同的几小片呈红色的组织。

【低倍镜观察】注意寻找组织片边缘区，发现此区平滑肌细胞清晰，呈单条出现；中央区肌纤维重叠在一块，很难辨清单个肌纤维。选取几个分离较清的平滑肌纤维，进行高倍镜观察。

【高倍镜观察】单条平滑肌纤维呈梭形，两头尖细、中央粗，核位于中央，数目为1个，无横纹，无肌原纤维。

（四）电镜图

电镜下观察肌节，如图6-7所示，重点观察粗、细肌丝，I带，A带，H带，M线，Z线。

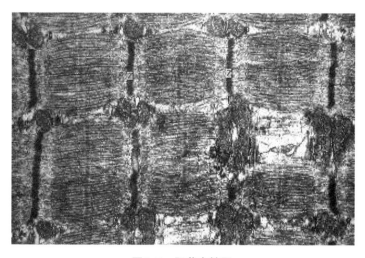

图6-7 肌节电镜图

联系临床

患者，男，55岁，以"胸骨后压榨性痛，伴恶心、呕吐2小时"为主诉就诊。患者于2小时前搬重物时突然感到胸骨后疼痛，压榨性，有濒死感，休息与口含硝酸甘油均不能缓解，伴大汗、恶心，呕吐2次，为胃内容物，二便正常。既往无高血压和心绞痛病史，无药物过敏史，有吸烟史。

体格检查：体温36.5 ℃，脉搏85次/min，呼吸20次/min，血压100/60 mmHg。急性痛苦面容，平卧位，无皮疹和发绀，浅表淋巴结未触及，巩膜不黄；颈软，颈静脉无怒张；心界不大，心率100次/min，有期前收缩5~6次/min，心尖部可闻及第四心音，肺清无啰音，腹平软，肝、脾未触及，下肢不肿。

辅助检查：尿、大便常规无异常；血红蛋白10.8 g/L，红细胞沉降率（ESR）76 mm/h，碱性磷酸酶（AKP）380 U/L。心电图显示V_1~V_5导联的ST段升高、QRS波呈Qr型、T波倒置和室性早搏。

临床诊断：急性前壁心肌梗死。

讨论分析：

（1）光镜下如何分辨骨骼肌、心肌和平滑肌？

（2）什么叫心肌梗死？发生梗死时正常的心肌纤维有什么病理变化？

临床聚焦：心肌梗死

（3）心肌梗死的临床表现有哪些？其病因、诊断依据和治疗原则是什么？需要和哪些疾病做鉴别诊断？还需要进一步做哪些检查？

 知识拓展

强健体魄，健康生活

坚持锻炼，做健康中国人

2020年，84岁的钟南山院士奋战在抗击疫情的最前线，在镜头前，钟南山院士身材挺拔而健硕，身体状态不逊色于身旁的年轻人，丝毫不像一位80多岁的老人。精神矍铄的他，身上充满活力和激情，这得益于他几十年如一日的坚持锻炼。在日常繁重的医疗及科研工作之余，他依旧保持每周3次且每次不少于1小时的运动节奏，且他可以一口气做10个引体向上。钟南山院士认为，锻炼对身体健康起到很关键的作用，让人保持年轻的心态，它就像吃饭，是生活的一部分。

未来80岁的你是否也想这样？那就坚持锻炼身体吧！因为运动能够使骨骼肌、心肌等直径增粗，收缩更加有力，长期坚持适当的体育锻炼能够促进身体健康。所以，从现在起，养成良好的锻炼身体的习惯，做健康中国人！

课后练习

（一）观察

在虚拟仿真实验平台上观察骨骼肌、心肌、平滑肌切片。

（二）绘图

绘制高倍镜下3种肌纤维的纵、横切面，并标注细胞核、横纹、闰盘。

（三）单选题

1. 下列描述正确的是（   ）。

A. 心肌属于非横纹肌

B. 肌组织主要由肌细胞构成

C. 肌膜、肌内膜、肌束膜都属于结缔组织

D. 平滑肌属于随意肌

E. 骨骼肌属于非横纹肌

2. 下列哪项描述符合骨骼肌细胞的结构特征（　　　）。

A. 细胞呈短圆柱状，有分支　　　　　　B. 胞核呈卵圆形，位于细胞中央

C. 细胞呈长圆柱状，有分支　　　　　　D. 细胞呈长梭形，无分支

E. 胞核呈扁椭圆形，位于肌膜下方

3. 关于心肌的结构特点，描述不正确是（　　　）。

A. 心肌纤维的横纹不如骨骼肌的明显

B. 心肌纤维的核数目有1~2个，位于细胞中央

C. 心肌纤维上没有周期性横纹

D. 心肌纤维呈短圆柱状，有分支

E. 相邻心肌细胞的连接处有闰盘

4. 关于平滑肌纤维的光镜结构，描述正确的是（　　　）。

① 细胞呈长梭形 ② 细胞呈长圆柱状 ③ 有1~2个细胞核 ④ 有1个细胞核 ⑤ 细胞核呈卵圆形 ⑥ 有1~2个核仁 ⑦ 核位于肌膜下方 ⑧ 核位于细胞中央

A. ①③⑤⑦　　　　　　B. ①④⑥⑧　　　　　　C. ②③⑤⑦

D. ②④⑥⑦　　　　　　E. ②④⑤⑦

5. 肌节的组成包括（　　　）。

A. 1/2 I带+A带+I带　　　　B. 1/2 I带+A带　　　　C. 1/2 I带+A带+1/2 I带

D. A带+1/2 I带+A带　　　　E. I带+A带+I带

6. 肌纤维周围的薄层结缔组织称（　　　）。

A. 肌膜　　　　　　B. 肌外膜　　　　　　C. 肌束膜

D. 肌内膜　　　　　　E. 肌原纤维

7. 光镜下想观察到横纹的条件不包括（　　　）。

A. 在肌纤维的横切面上观察　　B. 高倍镜下观察　　　　C. 与肌纤维长轴垂直的方向上

D. 在肌纤维的纵切面上观察　　E. 光线适当暗些

（四）识图题

1. 请写出图6-8、图6-9、图6-10所示的肌组织类型。

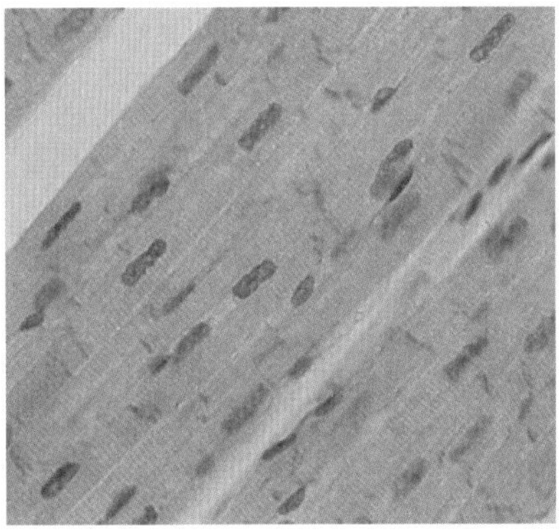

图6-8（ 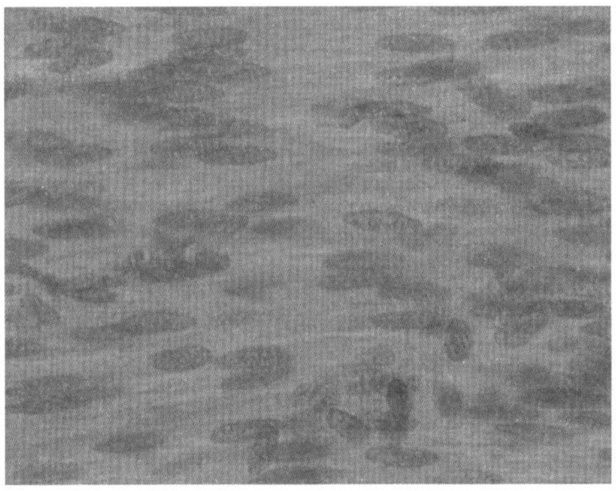　　　）　　　　　　　　图6-9（ 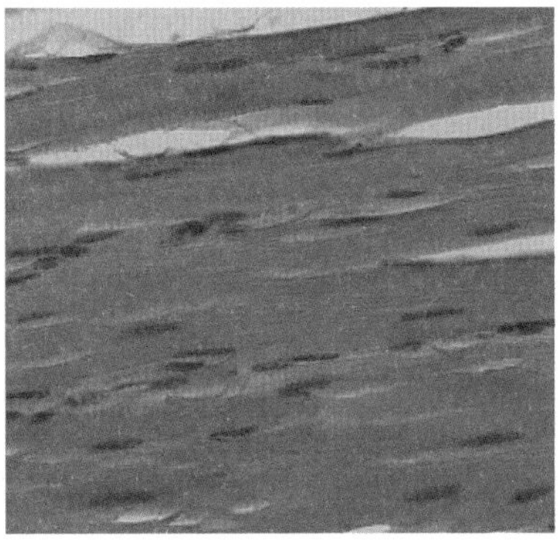　　　）　　　　　　　　图6-10（　　　）

2. 请写出图6-11中线条所示结构名称。

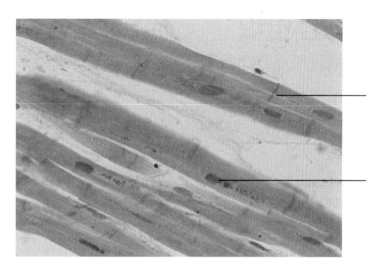

图6-11　心肌

第7章 神经组织

——意识与记忆的基础，思维与行动的本源

神经组织（nerve tissue）由神经细胞和神经胶质细胞组成。神经细胞亦称神经元，是一种形态不规则的多突起细胞。神经元形态多种多样，胞体主要分布于中枢神经系统的灰质及神经节内，如大脑皮质、小脑皮质及脑内众多的神经核团和脊髓灰质；神经元的突起则组成中枢神经系统的神经通路和神经网络，以及遍布全身的神经。通过特染如镀银、免疫组织化学染色能观察到神经元突起的分支结构特征。神经胶质细胞数量上比神经元多，其功能是对神经元起支持、保护、分隔、营养等作用。

神经组织来源于神经外胚层。

 实验目的

1. 知识目标

（1）辨认神经元、神经胶质细胞的结构特点。

（2）辨认有髓神经纤维的光镜结构。

（3）观察胚胎发育模型，辨认神经外胚层，描述神经组织的发生。

2. 能力目标　分析总结神经元、神经胶质细胞与神经纤维之间的关系。

3. 素质目标　结合老年痴呆、帕金森病等神经性疾病及我国人口老龄化现状，引导学生与国家同发展共前行，厚植爱国主义情怀。

 实验内容

（一）观察标本

标本1　脊髓

【观察重点】脊髓前角神经元，星形胶质细胞、小胶质细胞及少突胶质细胞核的形态。

【材料与方法】狗脊髓的横切面，HE染色。

【肉眼观察】标本是一淡红色的扁圆形，其外面包裹着脊髓膜。脊髓分为灰质和白质两部分。灰质居中，着色较红，形如蝴蝶状（或"H"形）。灰质中较粗钝的突起为脊髓前角，伸向腹侧。较细的突起为脊髓后角，伸向背侧。蝶形灰质的外周部分为白质。

【低倍镜观察】分辨白质和灰质，观察灰质的前角和后角。

1. **白质** 为神经纤维集中所在处，即传导束，其中多为有髓神经纤维的横切面。

2. **灰质** 分为前角、后角。灰质中含有神经元的胞体，树突，大量神经胶质细胞和无髓神经纤维。灰质前角中可见体积较大的神经元胞体，数量多，成群排列，为前角运动神经元；灰质后角可见较小的神经元，数量较少，分散排列。脊髓中央的空隙为脊髓中央管。

【高倍镜观察】观察前角运动神经元的形态特点。前角运动神经元属于多极神经元，有的细胞可见数个突起，有的则只见到1~2个突起（图7-1）。选择一个切面比较完整的神经元进行观察。

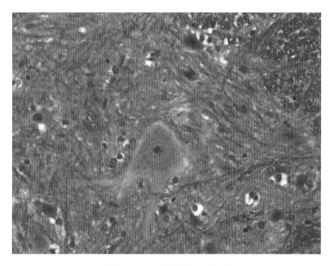

图7-1 前角运动神经元

数字切片：脊髓横切

1. **胞体** 较大，呈不规则形。胞核很大，圆形，位于细胞中央，染色较浅；核仁圆形，着色深而明显；胞质呈浅红色，胞质内可见大小不等的紫蓝色斑块或颗粒，分布均匀，为嗜染质（尼氏体）。

2. **树突** 可切到一至多个树突根部，胞体伸出时较粗，逐渐变细，内含尼氏体。

3. **轴突** 只有一个（一般不易切到），较细长，粗细均匀，不含尼氏体，染色浅。轴突自细胞体的圆锥形区伸出，该圆锥形区即为轴丘，其胞质不含尼氏体。

神经胶质细胞在HE染色下胞体形态显示不出来，根据核的特点，可区别星形胶质细胞、少突胶质细胞和小胶质细胞。星形胶质细胞核较大，卵圆形，染色浅；少突胶质细胞核较小，圆形，着色较深；小胶质细胞核最小，三角形或卵圆形，着色最深。

标本2 坐骨神经

【观察重点】轴突，髓鞘，郎飞结，施万细胞（Schwann cell）细胞核。

【材料与方法】猫的坐骨神经，HE染色。

【肉眼观察】切片上有两块组织，长条形的是神经的纵切面，其旁有一圆形或三角形的是横切面。

· 有髓神经纤维纵切面

【低倍镜观察】纵切面上可见许多神经纤维平行排列，粗细不等，由于排列密集，较难辨出每条神经纤维的界线（图7-2）。神经纤维之间有结缔组织。

【高倍镜观察】重点观察神经纤维纵切面构造。

微课：有髓神经纤维

图7-2　有髓神经纤维纵切面

数字切片：有髓神经纤维

1. **轴突**　居神经纤维的中央，粗细不等，呈紫红色。

2. **施万细胞**　呈竹节状包在轴突外周，形成较厚的髓鞘，因制片时髓鞘的脂类成分没有保存下来，仅见粉红色细网状蛋白质。郎飞结位于两个施万细胞邻接处，此处神经纤维略窄，髓鞘中断，呈"十"字状；光镜下郎飞结处的一小段轴突裸露。施万细胞细胞核呈长椭圆形，位于胞体中段、髓鞘外方的少量胞质内。注意同神经内膜成纤维细胞核区分。

　·**有髓神经纤维横切面**

【低倍镜观察】低倍镜下观察的内容如下。

1. **神经外膜**　是包裹于整个神经外面的结缔组织。

2. **神经束膜**　神经外膜的结缔组织延伸到神经纤维束间，神经纤维束表面有几层扁平的上皮样细胞，共同构成神经束膜。神经内含多个神经纤维束（呈圆形），大小不等。

3. **神经内膜**　在神经纤维束内，每条神经纤维周围很薄的结缔组织为神经内膜，不易辨认。

【高倍镜观察】有髓神经纤维呈圆形，粗细不等。

1. **轴突**　为每条神经纤维中央的圆点，可为粉红或紫红色。

2. **施万细胞**　包裹在轴突外周形成髓鞘，髓鞘较厚，因制片时髓鞘的脂类溶解，仅见粉红色细网状蛋白质。髓鞘外周呈薄层粉红色，于部分髓鞘外周可见扁椭圆形的细胞核。

（二）观察模型

观察早期胚胎发生模型 13、14、15（见第20章），辨认神经板、神经褶、神经沟、神经管、神经嵴等结构。描述神经组织的发生和演变。

（三）示教标本

示教1　星形胶质细胞

【观察重点】纤维性星形胶质细胞，原浆性星形胶质细胞。

【材料与方法】兔的大脑垂直火棉胶切片，Cajal氯化金升汞法染色。

【肉眼观察】切片大而厚，呈褐黄色，分为皮质和髓质。

【高倍镜观察】星形胶质细胞分为两种。

1. 原浆性星形胶质细胞 多分布在脑的皮质内，细胞突起粗而短，分支较多，表面粗糙。

2. 纤维性星形胶质细胞 多分布在脑的髓质内，细胞突起细而长，分支较少，表面光滑。

观察突起，因星形胶质细胞的突起不在同一平面内，换高倍镜后要不断微调才能看清突起的形态。星形胶质细胞的有些突起末端形成脚板，附在毛细血管壁上。

示教2 有髓神经纤维

【观察重点】髓鞘，郎飞结，施-兰切迹。

【材料与方法】猫的坐骨神经，四氧化锇固定。

【肉眼观察】长条形的为神经纤维纵切面，圆形的为横切面。

【低倍镜观察】纵切面上神经纤维平行排列，粗细不等，染成黑色。神经纤维之间有浅色的结缔组织。横切面上见神经束，束间一些染成黑色的是脂肪细胞。

【高倍镜观察】注意观察纵切面。

1. 髓鞘 呈黑色（髓鞘含脂质，还原四氧化锇而呈黑色）。

2. 郎飞结 髓鞘中断处形成结状。

3. 施-兰切迹 是黑色髓鞘中数个对称斜行不着色的窄缝。

4. 神经及周围的结缔组织 呈淡黄色，显示不清楚。

示教3 神经原纤维

【观察重点】神经原纤维。

【材料与方法】猫或兔的一小段脊髓，Bielschowsky法，镀银染色。

【低倍镜观察】找到棕黄色的前角运动神经元。

【高倍镜观察】前角运动神经元的胞质内可见到深棕色的细丝，交错排列成网，并伸入树突与轴突，这就是神经原纤维。细胞核呈一浅黄色区或被染成黑色。

示教4 突触

【观察重点】突触小结及突触结构。

【材料与方法】兔或猫的一段脊髓，石蜡切片，切片厚10～12μm，用Cajal或Ranson法镀银。

【低倍镜观察】找到前角运动神经元后，换高倍镜观察神经细胞胞体上的突触。

【高倍镜观察】神经元胞体染成棕黄色，在胞体或树突上可见极短的神经纤维，末端膨大成小结或小泡状，为突触小体，这些神经纤维与神经元的胞体或树突相接触，接触点即为突触。一个神经细胞上的突触可达数百个，但因切片较薄，有时也因镀染技术的欠缺，一般只可见到几个或几十个。

示教5 环层小体

【观察重点】环层小体。

【材料与方法】成人手指皮一块，福尔马林固定，石蜡切片，HE染色。

【肉眼观察】染色深的为表皮游离缘。

【低倍镜观察】游离缘为表皮。表皮深部为真皮，真皮深处可见环层小体，找到后换高倍镜。

【高倍镜观察】环层小体呈卵圆形或环形，体积较大（直径为1～4mm），其被囊是由数十层同心圆排列的扁平细胞组成，环层小体中央有一条均质状的圆柱体叫作内芯。有髓神经纤维进入小体时失去髓鞘，裸露轴突穿行于小体中央的内芯中。

（四）电镜图

（1）电镜下观察有髓神经纤维，如图7-3所示，重点观察髓鞘、轴突。

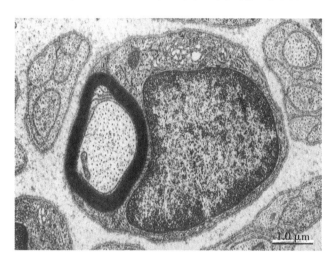

图7-3　有髓神经纤维

（2）电镜下观察突触，如图7-4所示，重点观察突触前膜、突触后膜、突触小泡。

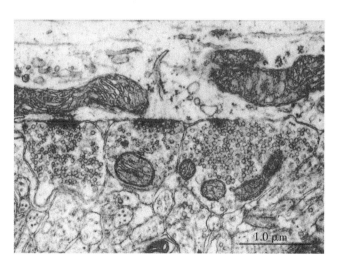

图7-4　轴树突触

联系临床

患者，男，61岁，因四肢肌肉萎缩、乏力伴吞咽困难入院。运动神经传导速度（MNCV）检查提示：双腋、右肌皮神经运动波幅降低，且重复神经刺激（RNS）检查呈阳性。

体格检查：四肢近端肌肉萎缩，且不能平举、外展；双指间夹指力、拇指对掌力也明显下降。

辅助检查：实验室检查等未见明显异常；肌电图检查提示双侧肌皮神经、腋神经复合肌肉动作电位（CMAP）波幅明显降低。

临床诊断：运动神经元病（肌萎缩侧索硬化）。

讨论分析：

（1）简述突触分类及超微结构特点。

（2）神经元的光镜染色特点与其超微结构有何联系？

（3）该患者的运动神经元发生了哪些病理改变？其病因、临床表现、诊断依据和治疗原则是什么？需要和哪些疾病做鉴别诊断？

临床聚焦：运动神经元病（肌萎缩侧索硬化）

📄 **知识拓展**

健康中国，惠及万家

预防接种，惠及万千百姓

预防接种是预防和控制传染病最经济、最有效的手段，也是保护人民健康的重要措施。目前国家卫生防疫部门提供部分免费的疫苗，适龄儿童接种疫苗可预防疾病。

流行性乙型脑炎是由乙型脑炎病毒感染引起的急性传染病，儿童发病率明显高于成人。本病病变广泛累及整个中枢神经系统灰质，主要攻击神经元聚集的地方。该疾病主要病变为血管扩张出血，炎细胞浸润，围绕血管周围间隙形成血管套，神经细胞变性坏死，表现为神经元胞体肿胀、尼氏体消失、神经胶质细胞增生。流行性乙型脑炎属于传染病，其传播媒介和长期贮存宿主为蚊。目前国家卫生防疫部门提供免费的疫苗，适龄儿童接种乙脑减毒活疫苗可预防流行性乙型脑炎。这体现了党和国家维护公民健康，全心全意为人民服务的宗旨。

课后练习

（一）观察

在虚拟仿真实验平台上观察坐骨神经切片、脊髓切片。

（二）绘图

绘制高倍镜下的有髓神经纤维，并标注轴突、髓鞘、郎飞结。

（三）单选题

1. 以下关于有髓神经纤维的描述，哪项错误（　　　）。

A. 轴突外包髓鞘　　　　　　　　　　　　B. 髓鞘和神经膜都有节段性

C. 轴突愈粗，髓鞘愈厚，结间体愈长　　　D. 结间体愈长，传导速度愈慢

E. 髓鞘具有绝缘作用

2. 周围神经纤维发生时是由神经细胞的突起与哪种细胞共同形成的（　　　）。

A. 星形胶质细胞　　　　　　B. 小胶质细胞　　　　　　C. 少突胶质细胞

D. 施万细胞　　　　　　　　E. 卫星细胞

3. 突触前膜是指（　　　）。

A. 轴突末端细胞膜　　　　　B. 树突末端细胞膜　　　　C. 有受体一侧的细胞膜

D. 释放递质一侧的细胞膜　　E. 神经细胞体的细胞膜

4. 以下关于神经细胞的描述，哪项错误（　　　）。

A. 可产生神经递质　　　　　B. 可传导神经冲动　　　　C. 树突上有树突棘

D. 胞体仅存在于中枢神经系统

E. 胞体细胞膜上有受体或离子通道

5. 神经组织的组成包括（　　　）。

A. 神经元及其间的少量细胞间质

B. 神经胶质细胞　　　　　　　　　　　　C. 神经元和神经胶质细胞

D. 神经元及其间的少量结缔组织　　　　　E. 神经元

6. 神经束膜是（　　　）。

A. 包裹每条神经纤维的结缔组织　　　　　B. 包裹每条神经的结缔组织

C. 包裹神经纤维束的结缔组织　　　　　　D. 施万细胞的细胞膜

E. 施万细胞的基膜

7. 下列关于神经元的描述，错误的是（　　　）。

A. 细胞形态多样，均有突起　　　　　　　B. 胞体和突起内含有尼氏体

C. 由胞体、树突和轴突组成　　　　　　　D. 细胞核着色较浅、核仁大而明显

E. 尼氏体形态可判定神经元功能状态

8. 在周围神经系统的有髓神经纤维中，相邻两个施万细胞之间形成的缩窄为（　　　）。

A. 髓鞘切迹   B. 髓鞘   C. 郎飞结

D. 施-兰切迹   E. 结间体

9. 神经胶质细胞包绕神经元的轴突形成（   ）。

A. 神经纤维   B. 神经   C. 神经纤维束

D. 结间体   E. 髓鞘

10. 下列不属于神经胶质细胞的是（   ）。

A. 施万细胞   B. 少突胶质细胞   C. 星形胶质细胞

D. 小胶质细胞   E. 浦肯野细胞

（四）识图题

请写出图7-5、图7-6中线条所指的结构名称。

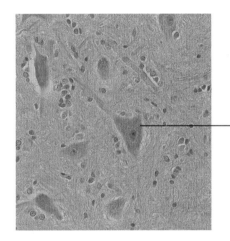

图7-5 脊髓前角

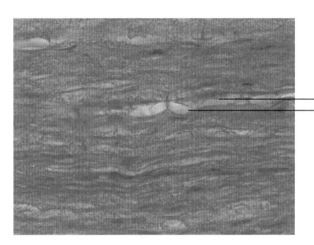

图7-6 坐骨神经

第8章 神经系统

——人体系统总指挥

神经系统（nervous system）主要由神经组织组成，分为中枢神经系统和周围神经系统，前者包括脑和脊髓，后者包括神经节和周围神经。在中枢神经系统内，神经元胞体集中的结构为灰质，含大量神经纤维的结构为白质。由于大脑、小脑的灰质在表层，因此又称为皮质。

神经系统来源于神经外胚层。神经外胚层先形成神经管和神经嵴，前者演变为脑、脊髓、神经垂体、松果体和视网膜，后者则分化为神经节、周围神经和肾上腺髓质等。

实验目的

1. 知识目标
（1）观察并辨认大脑、小脑皮质的光镜结构。
（2）观察胚胎发育模型，辨认神经外胚层、神经管、神经嵴，描述神经系统的发生。
2. 能力目标　能综合分析神经系统正常结构、病理改变及临床表现之间的内在联系。
3. 素质目标　宣传国家疫苗接种政策，提升学生的爱国意识和民族自豪感。

实验内容

（一）观察标本

标本1　大脑

【观察重点】锥体细胞，皮质的分层。

【材料与方法】猫的大脑，HE染色。

【肉眼观察】切片周缘起伏不平且着色较浅的是大脑的皮质部分，内侧着色略深的是髓质部分。

【低倍镜观察】低倍镜下观察的内容如下。

1. 软脑膜　被覆在大脑皮质表面，由薄层结缔组织组成，含小血管。

2. 皮质　位于表面，由神经元、神经胶质细胞和无髓神经纤维组成。皮质内有许多着色深的细胞，为皮质内的神经元和神经胶质细胞。皮质内的神经元分层排列，但在 HE 染色标本中不易分清各层界线。仔细观察，可见许多锥体细胞，其尖端伸向皮质表面。细胞之间红色部分是无髓神经纤维所在处。寻找细胞层次较清楚的部位，由浅至深依次观察（图 8-1）：

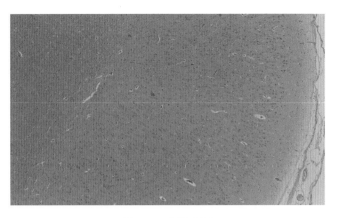

微课：大脑

图8-1 大脑皮质

数字切片：大脑皮质

（1）分子层：位于最表层，细胞少而小，排列稀疏，主要是水平细胞和星形细胞。

（2）外颗粒层：较薄，细胞密集，由许多星形细胞和少量小型锥体细胞构成，后者形态较清楚、胞体呈锥形。

（3）外锥体细胞层：较厚，细胞排列较稀疏，主要是中、小型锥体细胞，以中型占多数。

（4）内颗粒层：不明显，有许多星形细胞和少量锥体细胞。

（5）内锥体细胞层：主要为分散的大、中型锥体细胞。

（6）多形细胞层：较厚，细胞散在分布，有多种细胞，以梭形细胞为主。与内锥体细胞层和髓质分界不清。

3. 髓质　呈浅红色，可见粉红色的神经纤维和深染的神经胶质细胞核。

【高倍镜观察】观察三种神经元：①锥体细胞，呈锥形，核圆形，位于中央；锥顶向表面发出突起，光镜下不易见。②颗粒细胞，胞体较小，呈颗粒状。③梭形细胞，胞体呈梭形，主要分布在皮质深部。

标本 2　小脑

【观察重点】浦肯野细胞，皮质的分层。

【材料与方法】狗的小脑，HE 染色。

数字切片：小脑

【肉眼观察】切片呈树叶状，表面凹凸不平，最外层浅粉色为小脑皮质分子层，最内层浅粉色为小脑髓质部分，中间染色较深的部分为小脑皮质颗粒层。浦肯野细胞层用肉眼不能分辨。

【低倍镜观察】表面软脑膜为一薄层结缔组织，内含小血管。脑膜下为皮质，分3层。

1. 分子层　位于皮质浅层，浅粉色，较厚，含大量粉红色的无髓神经纤维；神经元少而分散，胞核小，着色深，胞质不明显，主要有少量星形细胞和篮状细胞。

2. 浦肯野细胞层　又称梨状细胞层，介于分子层和颗粒层之间。浦肯野细胞是小脑中最大的神经元，在标本中明显可见，其胞体规则地排列成一层；核大而圆，核仁明显；细胞顶端发出2～3条粗的主树突（只见根部）伸向分子层，轴突不易见到。

3. 颗粒层　较厚，含密集的神经元胞体，胞质少，种类不易区分。

【高倍镜观察】选一形态完整的浦肯野细胞进行观察。该细胞胞体呈梨形，染色较深，核大，核仁明显，胞质含尼氏体；其主树突自胞体顶端伸向皮质表面，主树突反复分支呈扇状伸入分子层，但因制片方法的原因不易全部见到（图8-2）。

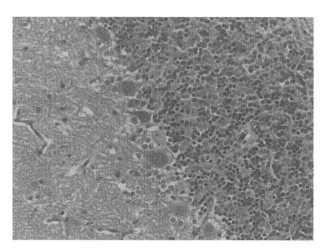

图8-2　小脑皮质

（二）观察模型

观察早期胚胎发生模型13、14、15、16（见第20章），辨认外胚层、神经外胚层、神经管和神经嵴，描述神经系统的发生。

（三）示教标本

示教1　脊神经节

【观察重点】节细胞，卫星细胞，有髓神经纤维。

【材料与方法】人的脊神经节，10%中性福尔马林固定，石蜡切片，HE染色。

【肉眼观察】脊神经节是脊髓后根膨大部分，为椭圆形，纵切面为长椭圆形。

【低倍镜观察】脊神经节的表面包裹着一层结缔组织被膜。被膜向后延续成为后根的外膜。神经节的结缔组织支架内有许多大小不等、圆形的脊神经节细胞聚集。节细胞为假单极神经元，沿神经节的长轴成行排列，行间有红染的神经纤维，为有髓神经纤维，由这些节细胞的突起所组成。

【高倍镜观察】高倍镜下观察的内容如下。

1. **节细胞**　圆形或椭圆形的细胞，大小不一。选择形态结构完整的节细胞观察，可见节细胞细胞核圆形，染色浅，核仁明显。胞质内含有许多嗜碱性的尼氏体，呈细小颗粒状，弥散分布于胞质中。

2. **卫星细胞**　节细胞的外面有一层扁平细胞围绕，构成一层被囊，故又称被囊细胞。其胞核圆形，着色较浅。在被囊细胞外面，有薄层的结缔组织包绕。

移动标本观察脊神经节内的神经纤维部分，大部分为有髓神经纤维。

示教2　自主神经节

【观察重点】节细胞，卫星细胞。

【材料与方法】人的颈部交感神经节，Helly固定液固定，石蜡切片，HE染色。

【肉眼观察】切面呈长椭圆形。

【低倍镜观察】交感神经节表面为致密结缔组织被膜，神经节内散在分布着较大的交感神经节细胞。节细胞间可见许多小的神经胶质细胞核和成束排列的神经纤维。

【高倍镜观察】高倍镜下观察的内容如下。

1. 节细胞 交感神经节细胞胞体大，为圆形或多边形；胞质内含有许多嗜碱性的尼氏体，呈细小颗粒状；核大而圆，偏于一侧，染色浅，核仁明显。节细胞间可见无髓神经纤维束。

2. 卫星细胞 节细胞的外面有一层卫星细胞围绕，卫星细胞较少，不完全包裹节细胞胞体。

（四）电镜图

电镜下观察周围神经，如图8-3所示，重点观察无髓神经纤维、有髓神经纤维。

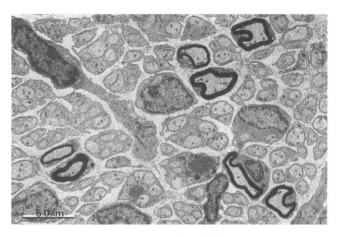

图8-3 周围神经电镜图

联系临床

患者，男，80岁，进行性智力减退4年，加重6个月，记忆力下降3年，伴言行紊乱加重2周。3年前患者与朋友外出游玩时丢失三轮车，独自外出寻找，结果走失，由警务人员协助找回。而后患者出现记忆力下降，常常找不到回家的路，以上情况呈进行性加重。个人生活不能自理，时感焦虑心烦，自言自语。患者曾住院治疗，症状好转后出院。近2周症状加重，遂至医院就诊。

现患者饮食可，睡眠欠佳，大便未见异常，小便有尿等待现象。自发病以来，无发热、抽搐、昏迷病史，无冲动倾向和行为。

检查：神志清，衣饰整齐，貌龄符，定向力不准确，接触被动合作，问话能答，应答部分切题，思维迟缓，语量减少，语速减慢，多诉"我要回家"。情感反应与周围环境不协调。意志行为活动减退，自知力不存在。

临床聚焦：
阿尔茨海默病

临床诊断：阿尔茨海默病。

讨论分析：

（1）在显微镜下如何区分大脑、小脑、脊髓和神经节？

（2）神经系统有哪些功能？这些功能分别与哪些结构、细胞或成分相关？

（3）阿尔茨海默病的病理改变有哪些？可引起哪些临床表现？是由大脑皮层的哪些结构、成分或细胞异常引起的？

 知识拓展

预防接种，关爱儿童

关爱儿童健康，响应国家号召

顾方舟一生致力于脊髓灰质炎的研究、预防和控制，他是消灭我国小儿麻痹症的先驱者之一，被称为"糖丸之父"。

20世纪五六十年代，脊髓灰质炎曾在国内大范围暴发，造成大量儿童瘫痪甚至死亡。时任中国医学科学院医学生物学研究所主事者之一的顾方舟临危受命，前往昆明，在山洞中建所，在西双版纳密林中冒着生命危险捕猴，更不惜以身试药。在那个物资匮乏的年代，顾方舟带领一代知识分子，用一颗糖丸，消灭了一种疾病。顾方舟穷尽毕生心血，守护儿童健康，为脊髓灰质炎防治事业做出了贡献，是医学工作者的榜样。

脊髓灰质炎病毒主要侵犯中枢神经系统的运动神经细胞，以脊髓前角运动神经元损害为主，疾病多发于1～5岁的儿童。患儿感染疾病后，正常的运动功能会出现障碍，临床上称为小儿麻痹症。我国国家免疫规划推荐接种脊髓灰质炎疫苗预防该疾病。

我们现在长久的甜是顾方舟甘尝40余年苦的结果，我们应当缅怀感恩。今后从事医务工作的我们应注重和关爱儿童健康，引导身边的家长或朋友积极接种疫苗，预防相关疾病。

课后练习

（一）观察

在虚拟仿真实验平台上观察大脑、小脑切片。

（二）绘图

绘制低倍镜下的小脑皮质，并标注分子层、浦肯野细胞层、颗粒层。

（三）单选题

1. 大脑皮质的梭形细胞位于（   ）。

A. 外颗粒层   B. 内颗粒层   C. 内锥体细胞层

D. 多形细胞层   E. 外锥体细胞层

2. 血-脑屏障的构成成分是（   ）。

A. 内皮、基膜和结缔组织

B. 无孔内皮、基膜和星形胶质细胞脚板

C. 有孔内皮、基膜和星形胶质细胞脚板

D. 无孔内皮、基膜和被膜

E. 以上都不是

3. 形成小脑的平行纤维的是（　　　　）。

A. 高尔基细胞的树突　　　　　　B. 浦肯野细胞的轴突　　　　　C. 星形细胞的树突

D. 篮状细胞的轴突　　　　　　　E. 颗粒细胞的轴突

4. 神经元的胞体位于（　　　　）。

A. 白质和神经节内　　　　　　　B. 灰质和神经内　　　　　　　C. 灰质和神经节内

D. 白质和神经内　　　　　　　　E. 灰质和白质内

5. 假单极神经元分布在（　　　　）。

A. 大脑皮质　　　　　　　　　　B. 小脑皮质　　　　　　　　　C. 交感神经节

D. 脊神经节　　　　　　　　　　E. 脊髓灰质

6. 小脑皮质由表层至深层依次分为（　　　　）。

A. 分子层、颗粒层和锥体层　　　B. 颗粒层、浦肯野细胞层和分子层

C. 颗粒层、锥体层和分子层　　　D. 分子层、浦肯野细胞层和颗粒层

E. 分子层、颗粒层和浦肯野细胞层

7. 大脑皮质由表及里依次是（　　　　）。

A. 分子层，外锥体细胞层，内锥体细胞层，多形细胞层，外颗粒层和内颗粒层

B. 分子层，内锥体细胞层，外锥体细胞层，多形细胞层，外颗粒层和内颗粒层

C. 分子层，外颗粒层，外锥体细胞层，内颗粒层，内锥体细胞层和多形细胞层

D. 分子层，外锥体细胞层，外颗粒层，内锥体细胞层，内颗粒层和多形细胞层

E. 以上都不是

8. 小脑皮质的传出神经元是（　　　　）。

A. 颗粒细胞　　　　　　　　　　B. 高尔基细胞　　　　　　　　C. 锥体细胞

D. 浦肯野细胞　　　　　　　　　E. 星形细胞

9. 构成脊髓灰质的主要神经元是（　　　　）。

A. 单极神经元　　　　　　　　　B. 假单极神经元　　　　　　　C. 双极神经元

D. 多极神经元　　　　　　　　　E. 以上都不是

10. 关于浦肯野细胞的描述，哪项错误（　　　　）。

A. 是小脑皮质中最大的神经元　　B. 胞体位于皮质最深层

C. 树突分支茂密，呈扇形展开　　D. 轴突构成小脑的传出纤维

E. 树突表面树突棘极多

（四）识图题

请写出图8-4、图8-5中线条所示的细胞名称。

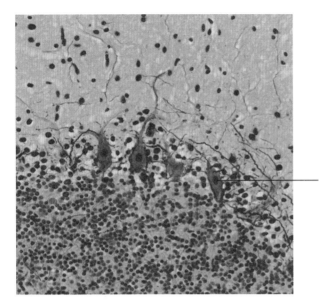
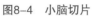

图8-4　小脑切片

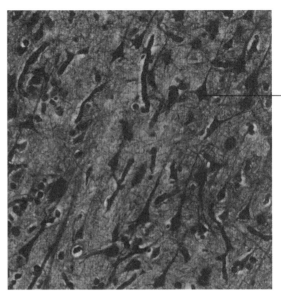

图8-5　大脑切片

第9章　眼与耳

——绘声绘色，感知信息

眼即视器，由眼球和眼附属器构成。眼球由眼球壁和眼内容物组成。眼球壁由外至内依次分为纤维膜、血管膜和视网膜。纤维膜前部为角膜，后部为巩膜，两者过渡区域为角膜缘。血管膜由前至后依次为虹膜、睫状体和脉络膜。视网膜分为视部和盲部，两者交界处为锯齿缘。

耳由外耳、中耳和内耳组成。外耳和中耳收集和传导声波，内耳是位觉感受器和听觉感受器所在部位。内耳又称迷路，由骨迷路和膜迷路构成。骨迷路分为耳蜗、前庭和半规管，膜迷路分为膜蜗管、膜前庭和膜半规管。

眼来源于外胚层，神经管前端闭合形成前脑时，向外膨出一对囊泡，即视泡；视泡形成视杯、视柄。同时表面外胚层在视泡诱导下增厚形成晶状体板，视杯、视柄、晶状体泡及其周围的间充质分化形成眼的各部分。耳来源于外胚层和内胚层。内耳来源于头部表面外胚层形成的耳板，中耳由内胚层来源的第一咽囊发育而成，外耳则由外胚层来源的第一鳃沟及围绕鳃沟的6个结节演化而来。

实验目的

1. 知识目标
（1）辨认眼球壁的基本结构，确认角膜和视网膜视部的层次结构。

（2）辨认内耳的基本结构，识别螺旋器结构组成。

（3）观察眼与耳发生模型，描述眼与耳的早期发生过程。

2. 能力目标　结合眼、耳相关组织学结构，阐述视觉、听觉产生的过程。

3. 素质目标　讨论角膜捐献案例，培养学生的科学、人文精神，塑造正确的人生观、价值观。

实验内容

（一）观察标本

标本1　眼球

【观察重点】眼球壁的分层，角膜，视网膜。

【材料与方法】人的眼球，火棉胶包埋，HE染色。

【肉眼观察】眼球为一个球形器官，前部稍向前凸起，后部有视神经（图9-1）。

【低倍镜观察】眼球壁由外至内分为纤维膜、血管膜和视网膜（图9-2）。

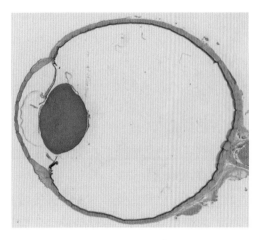

图9-1　眼球

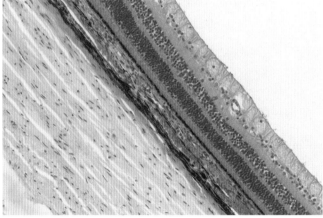

图9-2　眼球壁

1. **纤维膜**　位于眼球壁最外侧，染成红色。它可分角膜和巩膜两部分。角膜位于纤维膜前部，稍向前凸起；巩膜位于纤维膜后部。二者移行处称角膜缘。

2. **血管膜**　位于纤维膜内侧，从前向后观察可分为虹膜、睫状体和脉络膜（图9-1）。

（1）虹膜：圆盘状，游离于角膜之后、晶状体之前的薄膜，其中央空隙是瞳孔。

（2）睫状体：脉络膜向前增厚的部分，通过睫状小带与晶状体相连。

（3）脉络膜：位于眼球后部，紧贴巩膜内面，含丰富的色素细胞及血管。

3. **视网膜**　位于血管膜内面，从前向后观察其可分为视部和盲部两部分。

（1）视网膜视部：位于脉络膜内面。

（2）视网膜盲部：紧贴睫状体和虹膜内面，因无感光细胞，没有感光作用。

【高倍镜观察】

1. **由外向内观察眼球后壁**

（1）巩膜：由较厚的致密结缔组织组成，纤维束之间可见成纤维细胞及少量的色素细胞。

（2）脉络膜：在巩膜内面，为富有大量色素细胞及血管的结缔组织。在脉络膜与视网膜相接处有一层均匀一致的粉红色薄膜，称为玻璃膜。

（3）视网膜视部：即通常所指的视网膜。在脉络膜内面，从外向内依次为色素上皮层、视细胞层、双极细胞层和节细胞层（图9-3）。

1）色素上皮层：位于视网膜最外层，为一层含有黑色素的立方上皮。制片时，此层极易与视细胞层分离。

2）视细胞层：含视杆细胞和视锥细胞。核小而圆，深染，胞体难以区分。外突呈细杆状的为视杆细胞，外突呈锥体状、染色深的为视锥细胞。内突短、淡粉色。

3）双极细胞层：细胞核聚集，较视细胞层薄而稀疏，不能分辨胞体和突起。

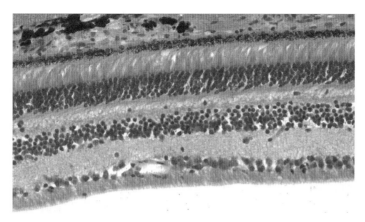

微课：眼球

数字切片：眼球

图9-3 视网膜

4）节细胞层：可见数目较少、体积较大的节细胞胞体，胞体内含大而圆的泡状核，核仁明显，胞质可见尼氏体。

视网膜视部向前与视网膜盲部相连，二者交界处参差不齐，称为锯齿缘。

视神经乳头：又称视神经盘，为视神经纤维集中穿出视网膜处。此乳头边缘突起，中央凹陷。神经纤维穿行处的巩膜称为筛板。视神经纤维经此结合成束组成视神经，外有数层结缔组织膜包裹，各与脑的软膜、蛛网膜、硬膜及眼球的巩膜相连接。在视网膜中央见到的动、静脉是视网膜中央动、静脉。

黄斑：在眼球的后极，有一淡黄色区域，称为黄斑。其中央有一凹陷称中央凹，该处视网膜的厚度逐渐变薄而形成凹陷，主要含有色素上皮层和视锥细胞层。黄斑无血管。

2. 眼球前部

（1）角膜：由外向内分为 5 层（图9-4）。

图9-4 角膜

1）角膜上皮：为复层扁平上皮，其特点为基部平整，表面不角化，不含色素。

2）前界层：为一层均质红染的薄膜，不含细胞。

3）角膜基质：由大量成层排列的胶原纤维束组成，其纤维与巩膜纤维相延续。胶原纤维束间有少量扁平的成纤维细胞。此层内无血管为其主要特点。

4）后界层：也是一层均质红染的薄膜，随着年龄的增长而增厚。

5）角膜内皮：在角膜最内面，为一层扁平上皮。

在角膜外缘，可见巩膜表面出现一层疏松结缔组织，外被覆复层扁平上皮，该上皮与角膜上皮相连，此处即为球结膜。虹膜角（前房角）为角膜与虹膜夹角。角膜的后界层延续展开成小梁网（即梳状韧带），网间裂隙称小梁间隙，其壁附有内皮，并与角膜内皮、虹膜内皮相连。在巩膜与角膜交界处的内侧有一窄长腔隙，为环形的巩膜静脉窦（即Schlemm氏管）的横切面，腔面衬有内皮。该窦后方，巩膜内面向前突出一嵴称巩膜距。

（2）虹膜：为富含色素细胞的游离薄膜，可分为3层。

1）前缘层：位于前面，高低不平，为一层不连续的成纤维细胞和色素细胞。

2）虹膜基质：由结缔组织、色素细胞和血管组成。

3）虹膜上皮：位于后面，由两层色素细胞组成。前层细胞呈梭形，含有少量黑素颗粒，由此细胞分化出一层放射状的瞳孔开大肌，因其仅由肌原纤维组成，镜下只可见到一层紧贴该层细胞前面的粉红色薄膜。在虹膜游离缘，还分化出环形的瞳孔括约肌，为成束的平滑肌。后层细胞较大，呈矮柱状，胞质内充满粗大的黑素颗粒。

（3）睫状体：位于虹膜后外侧，前与虹膜相连，后与脉络膜相连，分为内、外两层。内表面贴附有视网膜盲部。切面观睫状体呈三角形，内侧有许多突起，即睫状突。

1）睫状体外层：为脉络膜向前延续之膨大部，主要含睫状肌。该肌为平滑肌，附于巩膜距上。肌纤维排列方向有三，即外侧为纵向的经线纤维，中间为放射状纤维，内侧为环形纤维。此层还含有结缔组织、血管和少量色素细胞。

2）睫状体内层：为视网膜盲部的睫状体部。由两层立方细胞组成，外层为含有色素的立方上皮，内层为胞质清亮的立方上皮。睫状突与晶状体之间有许多细长纤维相连，即睫状小带（又称悬韧带）。

（4）晶状体：在虹膜之后，呈双凸椭圆形。

1）晶状体囊：为包在晶状体外表的红染薄膜。

2）晶状体上皮：位于晶状体前面，为晶状体囊下的一层扁平上皮，接近晶状体赤道部逐渐增高呈立方或柱状。

3）晶状体纤维：组成晶状体实质的大部分，为细长纤维，由晶状体上皮转变而成，胞核已消失。

（5）玻璃体：充填于晶状体与视网膜之间。其表面有一层浅粉色的薄膜，称玻璃体膜。膜内为透明无结构的胶状物，含有少量多突细胞。因制作标本时玻璃体高度收缩，故不易见到。

标本2　眼睑

【观察重点】眼睑的5层结构。

【材料与方法】人的上眼睑，矢状切面的石蜡切片，HE染色。

【肉眼观察】眼睑切面呈长方形，稍弯曲，边缘染成蓝紫色；稍凹侧蓝色边缘为睑结膜，稍凸侧蓝色边缘为皮肤；二者相接处为睑缘。

【低倍镜观察】由浅入深分为以下5层（图9-5）。

1. 皮肤　较薄，真皮乳头浅，有毛囊、皮脂腺和汗腺。睑缘处有几列粗大的毛即睫毛，无立毛肌。此毛的皮脂腺很小，称睑缘腺或Zeis腺。其附近有螺旋状的汗腺，腺腔很大，上皮为单层立方或柱状，称睫腺或Moll腺。

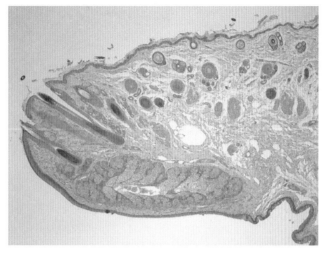

图9-5 眼睑

数字切片：眼睑

2. 皮下组织 由薄层结缔组织组成。

3. 肌层 主要为眼轮匝肌，环形，切片上呈横断的骨骼肌纤维。在睫毛的毛囊之间有散在骨骼肌纤维，即睫毛肌。

4. 睑板 由致密结缔组织组成的板状结构。睑板内可见几乎与之等长的睑板腺，形态与皮脂腺相同，睑板腺中央有一长且直的腺导管，腔面衬有复层扁平上皮，有时可见其开口于睑缘。在睑板之上，眼睑基部有时可见到一团浆液性腺泡，即副泪腺。

5. 睑结膜 由复层柱状上皮和薄层结缔组织构成的固有层组成。上皮细胞之间夹有色浅的、分泌黏液的杯状细胞。近眼睑根部，睑结膜具有皱襞，为穹隆部，睑结膜在结膜穹隆处移行为球结膜。固有层及上皮内可见多数淋巴细胞浸润。

标本3 内耳

【观察重点】蜗轴，螺旋器（内指细胞、内毛细胞、外指细胞、外毛细胞），壶腹嵴，位觉斑。

【材料与方法】豚鼠的内耳，火棉胶切片，HE染色。

【肉眼观察】标本呈不规则形切面。近切片中央为耳蜗，切面呈锥体状。耳蜗中央着色较深的为蜗轴。蜗轴两侧各有三四个圆形切面即蜗管切面。每个蜗管切面被染成红色的膜蜗管分为上、下两部分，上为前庭阶，下为鼓室阶。

在耳蜗切面的四周染成红色的部分，为颞骨的切面，也是半规管、前庭所在部位。

· 耳蜗

耳蜗为重点观察部位。

【低倍镜观察】依次观察蜗轴和蜗管（图9-6）。

1. 蜗轴 由海绵骨构成。底大顶小，内有血管和蜗神经穿行。蜗轴海绵骨突入蜗管内侧而形成骨螺旋板，在基部（近蜗轴处）有成群的神经元聚集，形成螺旋神经节。节细胞为双极神经元，其树突分布于螺旋器的毛细胞上，其轴突组成蜗神经。

2. 蜗管 选择一结构完整的耳蜗切面观察，靠近蜗轴部分为内侧，远离蜗轴部分为外侧。由蜗轴突出的骨螺旋板和外侧的膜螺旋板共同形成一个隔。由骨螺旋板斜向外上至耳蜗外侧壁有一薄膜为前庭

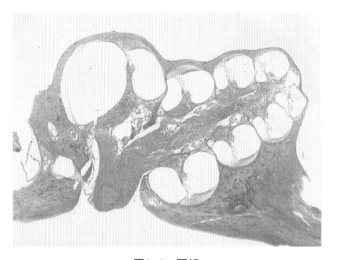

图9-6 耳蜗

微课：内耳

数字切片：内耳

膜。这样蜗管管腔被分为3部分：螺旋板上外侧的三角形腔，即为膜蜗管；膜蜗管的上面为前庭阶；下面为鼓室阶。前庭阶和鼓室阶属于骨迷路，膜蜗管属于膜迷路。前庭阶和鼓室阶的腔面皆被覆以单层扁平上皮。

膜蜗管由上壁、外侧壁及下壁组成（图9-7）。

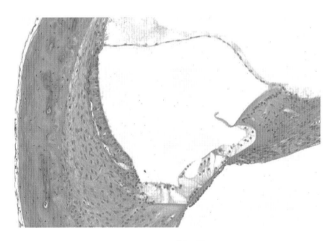

图9-7 膜蜗管

（1）上壁即前庭膜，由两层单层扁平上皮夹一层基板组成。细胞界线不清楚，只可见到椭圆形细胞核。

（2）外侧壁即耳蜗外壁一部分。此处骨膜增厚，形成螺旋韧带。螺旋韧带表面被覆有含毛细血管的复层上皮。

（3）下壁由骨螺旋板和膜螺旋板（基底膜）组成。在基底膜上有螺旋器（即听器，或柯蒂氏器）。骨螺旋板起始处骨膜增厚，突入膜蜗管形成螺旋缘。向膜蜗管中伸出一个末端游离均质红染的薄膜，即盖膜。活体时，标本盖膜与下面螺旋器的毛细胞接触，而标本中的盖膜因失水收缩而卷折弯曲，远离螺旋器。

【高倍镜观察】选择一结构典型的膜蜗管切面，观察下列结构。

1. **上壁**　即前庭膜，与低倍镜下所见相同。

2. **外侧壁**　螺旋韧带为增厚的骨膜，纤维较疏松，内含血管。螺旋韧带表面的复层柱状上皮内亦含血管，又称血管纹，可产生内淋巴。

3. **下壁**　骨螺旋板内有平行纤维穿行，染色较深的是螺旋神经节细胞的树突，并从骨螺旋板基部进入螺旋器分布至感觉细胞。

4. **基底膜**　为薄层的结缔组织膜。基底膜上的螺旋器结构如下（图9-8）。

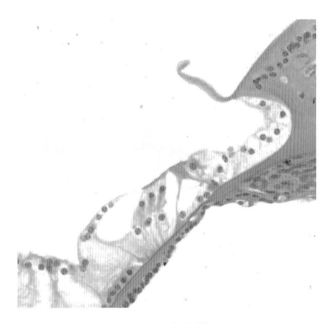

图9-8　螺旋器

（1）柱细胞：在盖膜下面，有两排呈"乙"字形的细胞，内排称内柱细胞，外排称外柱细胞。其基部较宽，含有圆形的细胞核。因胞质内含有成束微管，故染色很深。此两排细胞上下端相嵌合，中间分离，形成三角形腔道称内隧道。有时见有神经纤维穿过。

（2）内指细胞：为内柱细胞内侧的一列，胞核位于细胞中央。

（3）内毛细胞：位于内指细胞的上方，呈烧瓶状，着色较深，顶端有排列整齐的听毛（光镜下不易看清）。

（4）外指细胞：在外柱细胞的外侧，位于基膜上，排列3~5列。细胞呈柱状，核卵圆形位于细胞中部。

（5）外毛细胞：位于外指细胞上方，有3~5列染色稍深，细胞呈柱状，核圆居中，顶端有排列整齐的听毛。

在内指细胞和外指细胞的内、外侧还有许多其他种类的细胞。

· **半规管、椭圆囊和球囊**

【低倍镜观察】低倍镜下观察的内容如下。

1. **半规管**

（1）骨半规管：为颞骨内的圆形小腔，有外淋巴间隙。

（2）膜半规管：位于骨半规管内侧，为膜性小管，由立方上皮和固有膜组成，上皮细胞界线不清，胞核圆形。上皮外侧呈纤维网状物即固有膜的结缔组织。

2. 椭圆囊和球囊　构造与半规管相同，但切面口径较大。

3. 位觉斑和壶腹嵴　位觉斑包括椭圆囊斑和球囊斑，分别为椭圆囊和球囊黏膜的局部增厚部。壶腹嵴是膜半规管的黏膜增厚部，呈小丘状。

【高倍镜观察】可见壶腹嵴、椭圆囊斑和球囊斑处黏膜增厚，其固有膜的结缔组织特别厚。上皮细胞可分为以下两种。

1. 支持细胞　细胞底宽顶窄，位于基膜上；胞核卵圆形，位于基部。

2. 毛细胞　为感觉细胞，夹在支持细胞之间，细胞上宽下窄，核圆形，细胞游离端有突出的小毛。壶腹嵴的小毛更长，胶状物将毛包埋成圆锥状，称壶腹帽。椭圆囊斑和球囊斑的构造与壶腹嵴大致相似，只是毛细胞纤毛少而短，形成位觉砂膜，其表面有红染的颗粒，称位砂。其黏膜隆起也不及壶腹嵴高。

（二）观察模型

观察早期胚胎发生模型16、17和眼发生模型（见第20章），辨认外胚层、脑泡、视泡、视杯、视柄、晶状体泡、耳板、听泡、第一咽囊和第一鳃沟，描述眼与耳的发生和演变。

（三）示教标本

示教1　黄斑

【观察重点】黄斑。

【材料与方法】人的眼球，火棉胶包埋，HE染色。

【高倍镜观察】可见中央凹处视网膜变薄，呈漏斗状。最薄处仅有色素上皮层与视细胞层，其余各层细胞都倾斜于中央凹的边缘（图9-9）。

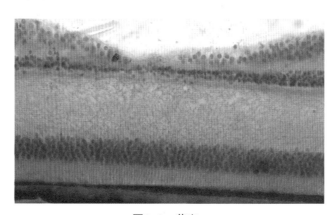

图9-9　黄斑

示教2　泪腺

【观察重点】腺泡，导管。

【材料与方法】人的泪腺，石蜡切片，HE染色。

【高倍镜观察】可见疏松结缔组织将泪腺分割成许多小叶，选择典型小叶观察（图9-10）。

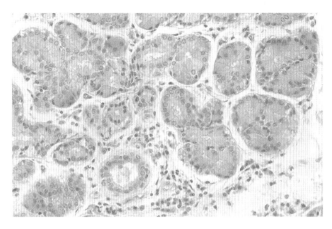

图9-10　泪腺

1. 腺泡　为浆液性腺泡，上皮为柱状细胞，着色较深，胞核圆形位于基底。腺泡外附有肌上皮细胞，但不易分清。

2. 导管　小叶内导管的管腔比腺泡腔大，管壁为单层柱状上皮。小叶间排泄管被结缔组织包绕，管壁可为单层柱状、假复层柱状或复层柱状上皮。

（四）电镜图

电镜下观察色素上皮细胞，如图9-11所示，重点观察色素上皮细胞内黑素颗粒、吞噬体，色素上皮细胞侧面紧密连接，视细胞外节膜盘。

色素上皮细胞顶部可见大量突起伸入视细胞外节之间，其细胞内可见粗大的黑素颗粒和吞噬体，黑素颗粒可防止强光对视细胞的损害，吞噬体内通常为视杆细胞脱落的膜盘。色素上皮细胞侧面有紧密连接，对视网膜内环境的稳定有重要作用。

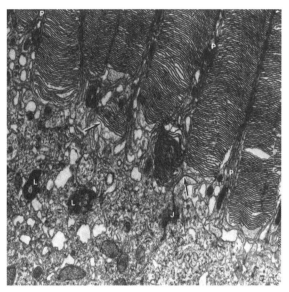

图9-11　色素上皮细胞透射电镜图

黑素颗粒（L），吞噬体（黑色箭头），突起（P），紧密连接（J）

联系临床

患者，男，20岁，因感觉右眼眼前有黑影，且视物变形，下方看不见，遂入院就诊。询问病史，患者于几天前搬家时不慎碰撞右眼。

检查：视力检查显示双眼近视，右眼视力0.1（矫正后），左眼视力1.2（矫正后）。右眼外观无红肿。眼底检查显示右眼视神经盘颜色正常，黄斑中心的光反射消失，视网膜上部隆起呈灰白色，下部呈豹纹状；左眼底正常。

临床诊断：右眼视网膜脱落。

临床聚焦：视网膜脱落

讨论分析：

（1）光镜下如何分辨视网膜的4层结构？

（2）联系视网膜各层的连接方式，分析视网膜脱落的好发部位。

（3）结合病例，分析哪些人易发生视网膜脱落。该如何预防？

知识拓展

器官捐献，大爱无疆

角膜捐献，留下光明与大爱

我国有许多角膜病患者处在失明的边缘，他们急需通过角膜移植来重获光明。由于角膜中没有血管，免疫细胞很难到达，移植后排异反应较小，因此角膜成为最普遍、最有效的人体可移植器官。角膜移植所需的角膜一般由爱心人士捐献而来。由于角膜捐献相关信息的不完善，一些想捐献角膜的爱心人士找不到合适的途径。

1. 什么人可以捐献？

几乎所有人均可捐献角膜，即使是超过75岁的老年人、视力差的人，以及以前患过眼病或进行过眼部手术的人也可以捐献角膜，因为他们的角膜并没有受到影响。关键是捐献者的意愿要让家人知道。

2. 捐献者家人能知道接受移植患者的情况吗？

捐献角膜是匿名的。捐受双方及家庭的信息不会提供给彼此。但眼库会代为向捐献者家属传达接受者的感激。

3. 如果一个人签署了角膜捐献志愿书，还需要征得家属的同意吗？

是的，需要告诉家人并征得他们的同意。

4. 眼库如何保证用于移植的角膜材料的安全性？

眼库通过对捐献者的健康检测，排除相关疾病后，对经过处理的角膜材料进行微生物学检测、质量评价及术后追踪，保证角膜移植的安全。

5. 如何才能捐献自己的角膜呢？

步骤一：先了解以上角膜捐献的常见问题。

步骤二：下载角膜捐献志愿书，填写全部内容，并发送到眼库电子邮箱。

步骤三：如不便发送电子邮件或有其他特殊情况，可致电您所在城市的眼库或接收站，工作人员将根据您的需求办理。

步骤四：无论您是捐献者本人还是其委托人，请及时与眼库工作人员保持联系。角膜捐献需在捐献者离世后的6 h（夏季）或12 h（冬季）内完成。

步骤五：眼库医生及工作人员前往捐献者所在医院或家中，获取相关医学资料，为其保留眼组织。眼组织将运往眼库，经医疗检验、处理和保存后，适合移植的角膜将被移植给有需要的患者。

课后练习

（一）观察

在虚拟仿真实验平台上观察眼球、耳蜗切片。

（二）绘图

绘制高倍镜下角膜的5层结构，并标注其名称。

（三）单选题

1. 制作眼球、内耳切片时使用的包埋介质常为（　　　　）。

A. 石蜡　　　　　　　　　　B. 冰冻切片包埋剂　　　　　　C. 火棉胶

D. 树脂　　　　　　　　　　E. 琼脂

2. 眼球壁由外向内可分为（　　　　）。

A. 纤维膜、脉络膜、视网膜　　　　　　B. 角膜、血管膜、视网膜

C. 巩膜、虹膜、视网膜　　　　　　　　D. 纤维膜、血管膜、视网膜

E. 纤维膜、虹膜、脉络膜

3. 视网膜中的感光细胞为（　　　　）。

A. 色素细胞　　　　　　　　B. 视细胞　　　　　　　C. 双极细胞

D. 节细胞　　　　　　　　　E. 视神经盘中细胞

4. 角膜透明的因素不包含以下哪项（　　　　）。

A. 角膜上皮的细胞未角化，基底层排列平整

B. 角膜基质中含有丰富且恒定的水分

C. 角膜基质中的成纤维细胞排列规则

D. 角膜中没有血管和色素细胞

E. 角膜基质中胶原纤维束排列规则

5. 不具有折光作用的结构是（　　　　）。

A. 角膜　　　　　B. 房水　　　　　C. 虹膜　　　　　D. 晶状体　　　　　E. 玻璃体

6. 以下哪种感受器感知身体及头部的旋转变速运动（　　　　）。

A. 壶腹嵴　　　　B. 球囊斑　　　　C. 椭圆囊斑　　　　D. 螺旋器　　　　E. 以上均不对

7. 参与形成内隧道的是以下哪种细胞（　　　　）。

A. 柱细胞　　　　B. 内指细胞　　　　C. 外指细胞　　　　D. 内毛细胞　　　　E. 外毛细胞

（四）识图题

请写出图9-12、图9-13中线条所指的结构名称。

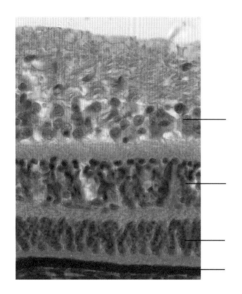

图9-12　视网膜

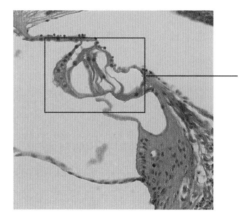

图9-13　膜蜗管

第 10 章 循环系统

——物质运输，繁忙有序

循环系统（circulatory system）是连续而封闭的管道，可分为心血管系统和淋巴管系统两部分。其中心血管系统包括心脏、动脉、静脉、毛细血管；淋巴管系统包括毛细淋巴管、淋巴管和淋巴导管。它们均为中空性器官，内腔面均被覆单层扁平上皮，称为内皮，除毛细血管和毛细淋巴管外，管壁可分为内膜、中膜、外膜，尤其以中动脉最为典型，但由于各部分所处的部位与功能不同，展现出不同的结构特点。

心血管系统是人体最早发育形成的系统，起源于中胚层。中胚层细胞可分化形成间充质，间充质出现许多裂隙，裂隙周围的间充质细胞变扁，分化为内皮细胞，内皮周围的间充质细胞分化出肌组织和结缔组织，参与管壁的形成，从而演变成心脏、动脉和静脉。

 实验目的

1. 知识目标
（1）区分大动脉、中动脉、小动脉，辨别内膜、中膜、外膜，以及内弹性膜、外弹性膜等结构。
（2）区分心室壁的心内膜、心肌膜和心外膜，辨别浦肯野纤维。
（3）观察心血管发生过程中的重要结构，描述心血管系统的早期发生过程。
2. 能力目标　综合分析理解心脏、血管等器官组织结构变化与疾病发生之间的内在联系。
3. 素质目标　通过案例分析，培养学生的辩证思维和系统思维能力。

 实验内容

（一）观察标本

标本1　中动脉与中静脉

【观察重点】中动脉管壁的内膜、中膜、外膜；内膜中的内皮、内弹性膜，外膜中的外弹性膜；中动脉与中静脉管壁的结构区别。

【材料与方法】狗的中动脉及中静脉，石蜡切片，HE染色。

【肉眼观察】标本中有两个较大的血管切面。管壁较厚，管腔较小且圆的是中动脉；管壁较薄，管腔较大而不规则的是中静脉。

·中动脉

【低倍镜观察】管壁分为3层，由腔面向外依次分为内膜、中膜和外膜（图10-1）。

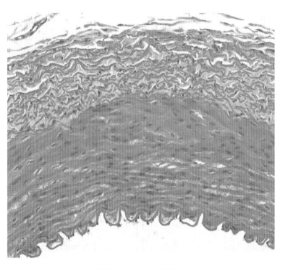

微课：中动
脉和中静脉

图10-1 中动脉

数字切片：中动脉

1. **内膜** 很薄，由内皮、内皮下层和内弹性膜组成。内皮下层非常薄，故不易分辨，在内膜与中膜交界处可见一层波浪状、亮红色结构，为内弹性膜。

2. **中膜** 最厚，由环形平滑肌构成，层数为10～40层，细胞核常因肌纤维收缩而呈扭曲状，肌纤维之间有少量弹性纤维和胶原纤维。

3. **外膜** 厚度与中膜大致相等，由疏松结缔组织构成，内有营养血管及神经；在与中膜交界处可见断续且呈波浪状的外弹性膜。

【高倍镜观察】由腔面向外依次观察内膜、中膜和外膜（图10-2）。

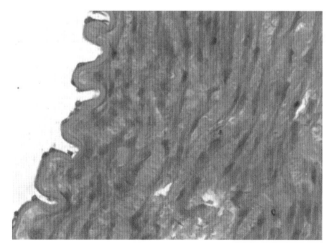

图10-2 中动脉

1. **内膜**　分为3层。

（1）内皮：细胞界线不明显，可见胞核扁圆形突向管腔。在切片上，内皮有时因脱落而不可见。

（2）内皮下层：位于内皮下方，很薄，不易分清。含有胶原纤维和弹性纤维。

（3）内弹性膜：为内膜最外一层，呈波浪状，红色，折光性强；厚度也较均匀。

2. **中膜**　平滑肌纤维的胞核呈杆状，有时因平滑肌纤维收缩，胞核呈螺旋扭曲。平滑肌纤维之间有弹性纤维和胶原纤维。弹性纤维着粉红色，折光性强；胶原纤维着色浅，二者不易分清。

3. **外膜**　与中膜相连处为外弹性膜，断续且呈波浪状。在外膜的结缔组织中含有弹性纤维，大多纵行或呈螺旋形，故被切成多边形、不规则形小块或条纹状的切面，红染且折光性强。结缔组织中有时可见营养血管及神经的纵、横切面。

·中静脉

【低倍镜观察】由腔面向外观察，管壁也分为内膜、中膜和外膜3层（图10-3）。

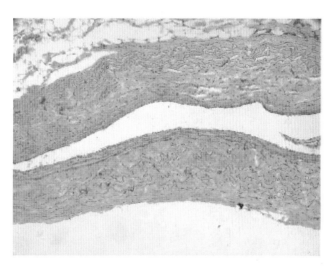

图10-3　中静脉

1. **内膜**　很薄，内皮只见其胞核，内弹性膜不明显，故与中膜分界不清。

2. **中膜**　较薄，主要由3~5层环形平滑肌组成，其间有少量结缔组织。

3. **外膜**　很厚，由结缔组织组成；无外弹性膜，故与中膜分界不清。

【高倍镜观察】高倍镜下依次观察内膜、中膜、外膜。

1. **内膜**　分为3层。

（1）内皮：胞核呈扁圆形突向管腔。

（2）内皮下层：为少量结缔组织。

（3）内弹性膜：不明显。

2. **中膜**　主要为环形平滑肌，常呈束状，被结缔组织隔开。

3. **外膜**　很厚，但无外弹性膜。近中膜处有时可见纵行平滑肌的横切面。外膜中可见较多粗大的胶原纤维束。

标本2 大动脉

【观察重点】大动脉管壁的内膜、中膜、外膜，中膜内的弹性膜。

【材料与方法】狗的主动脉，Bouin固定液固定，石蜡切片，HE染色。

【肉眼观察】标本为半环形结构。

【低倍镜观察】由腔面向外观察，依次为内膜、中膜和外膜（图10-4）。

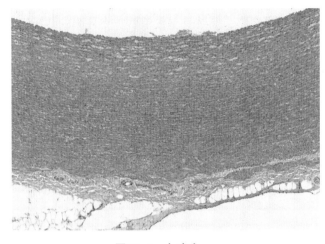

微课：大动脉

图10-4 大动脉

数字切片：大动脉

1. **内膜** 最薄，内皮只见其胞核，内皮下层较薄，内弹性膜数层，与中膜分界不清。

2. **中膜** 最厚，主要为数十层同心圆排列的弹性膜，各层弹性膜间由弹性纤维相连，弹性膜之间还有环形平滑肌、胶原纤维和弹性纤维。

3. **外膜** 较薄，由结缔组织组成，没有明显外弹性膜。

【高倍镜观察】高倍镜下依次观察内膜、中膜、外膜。

1. **内膜** 分为3层。

（1）内皮：只见其扁圆形胞核，有时内皮脱落而不完整。

（2）内皮下层：比中动脉的要厚，其中除胶原纤维和弹性纤维外，还有一些散在的纵行平滑肌的横切面。

（3）内弹性膜：数层，与中膜的弹性膜相连，故无明显分界。其间夹有少量平滑肌纤维。

2. **中膜** 可见发达的弹性膜呈波浪状，着粉红色，折光性强。其间夹有平滑肌、弹性纤维和胶原纤维（图10-5）。

3. **外膜** 较中膜薄，没有明显外弹性膜。其结缔组织中含有脂肪组织、营养血管和神经。

标本3 心脏

【观察重点】心内膜，心肌膜，心外膜；浦肯野纤维；心肌纤维；在心外膜中观察小动脉、小静脉的管壁结构。

【材料与方法】羊的心室壁，Bouin固定液固定，石蜡切片，HE染色。

【肉眼观察】标本呈红色、近方形结构。

【低倍镜观察】心壁分为3层，由内向外观察。

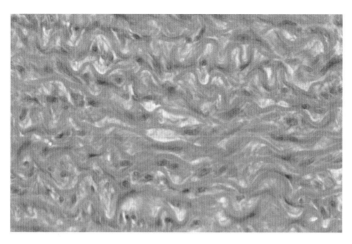

图10-5　大动脉中膜

1. **心内膜**　较薄，表面为扁圆形的内皮细胞；内皮下层为一薄层结缔组织，其深部为心内膜下层，可见心脏传导系统中的浦肯野纤维。

2. **心肌膜**　占心壁的绝大部分，主要由心肌纤维组成，其间有结缔组织及丰富血管。

3. **心外膜**　较心内膜厚，由结缔组织和间皮组成。

【高倍镜观察】高倍镜下依次观察心内膜、心肌膜、心外膜。

1. **心内膜**　分为3层。

（1）内皮：胞核呈扁圆形，与血管内皮相似。

（2）内皮下层：其薄层结缔组织中含有平滑肌纤维。

（3）心内膜下层：紧靠心肌膜，为结缔组织。其中含有浦肯野纤维，其直径较一般心肌纤维粗，染色较浅，肌浆丰富，肌原纤维少，横纹不明显（图10-6）。

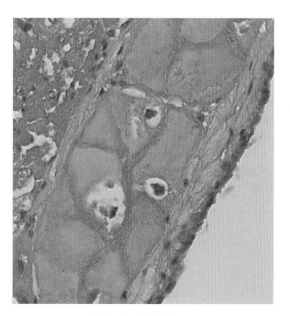

图10-6　心内膜

微课：心壁

数字切片：心壁

2. 心肌膜　最厚，心肌纤维呈螺旋状排列，大致可分为内纵、中环、外斜，故在切片中能见到心肌纤维的各种切面。其间可见丰富的毛细血管和少量结缔组织。

3. 心外膜　为薄层结缔组织，其中可见小动脉（管壁厚，管腔小而规则）、小静脉（管壁薄，管腔大而不规则）、毛细血管、神经及脂肪组织。其外表面被覆一层间皮。

（二）观察模型

观察早期胚胎发生模型14（见第20章），辨认中胚层、胚内中胚层、胚外中胚层和血岛，描述心血管系统的发生。

（三）示教标本

示教1　毛细血管铺片

【观察重点】小动脉、小静脉和毛细血管的管壁结构。

【材料与方法】取动物肠系膜一块，展开摊平，甲苯胺蓝染色，封固，做成整装铺片标本。

【肉眼观察】在淡粉红色薄膜中染成深紫色、粗细不等、分支状的条纹是肠系膜或大网膜中的小动脉、小静脉及毛细血管网。

【低倍镜观察】选择较清晰处找到两条粗细不等但平行走行的小血管，即小动脉、小静脉。小动脉的管径较细，管壁较厚并有许多排列紧密且与血管长轴垂直的平滑肌细胞核。小静脉管径较粗、管壁较薄，平滑肌纤维很少。小动脉又分支形成管径很细的微动脉，再分成毛细血管网。后者先汇合成微静脉，再汇入小静脉。

【高倍镜观察】高倍镜下观察的内容如下。

1. 小动脉

（1）内皮细胞：在管壁的最内侧，胞核呈扁圆形与血管的长轴平行排列。

（2）平滑肌纤维：胞核呈长圆形，位于内皮细胞之外，排列整齐、紧密，与血管长轴垂直。有些地方因铺片关系，平滑肌纤维的核被压成圆形。

2. 微动脉　是小动脉分支靠近毛细血管的部分。管径变小，管壁变薄，管壁除有内皮细胞外还有少量与血管长轴垂直的平滑肌细胞核。标本上只能见到断断续续的几个平滑肌细胞核。

3. 毛细血管　微动脉再分支形成许多毛细血管。毛细血管互相连通吻合成网。毛细血管的管径更细，管壁很薄，只见一层内皮细胞核突向腔面。有时管腔内可见一行红细胞。在内皮外面可见周细胞（图10-7）。

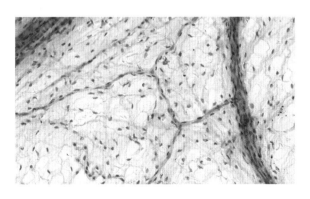

图10-7　毛细血管

4. 微静脉　毛细血管汇合形成微静脉。与微动脉相比，微静脉管径较粗，管壁很薄，内皮细胞外无平滑肌纤维。

5. 小静脉　与小动脉平行，管径较粗，管壁很薄，只见到断断续续的平滑肌细胞核。

示教2　浦肯野纤维

【观察重点】浦肯野纤维与普通心肌纤维的形态差异。

【材料与方法】羊心室的心内膜及心肌膜的一部分，Bouin固定液固定，石蜡切片，HE染色。

【低倍镜观察】在心内膜下层结缔组织内有粗大着浅粉色的肌纤维，这就是浦肯野纤维。这种肌纤维较普通肌纤维粗大，肌浆丰富，肌纤维内有单个或成对的染成蓝色的细胞核。

【高倍镜观察】可见浦肯野纤维内有少量染色较红的肌原纤维，多分布在肌纤维的边缘，肌原纤维上也有明暗相间的横纹，肌原纤维之间有大量着色浅的肌浆（图10-8）。

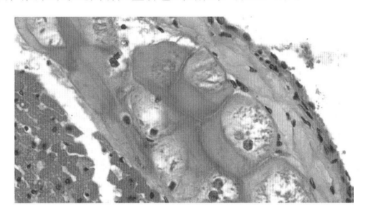

图10-8　浦肯野纤维

（四）电镜图

（1）电镜下观察连续毛细血管，如图10-9所示，重点观察紧密连接、质膜小泡。

（2）电镜下观察有孔毛细血管，如图10-10所示，重点观察内皮窗孔、基膜、吞饮小泡。

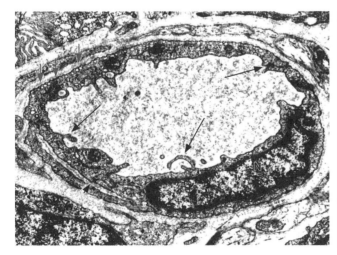

图10-9　连续毛细血管透射电镜图
紧密连接（▲），质膜小泡（红色箭头），质膜突起（黑色箭头）

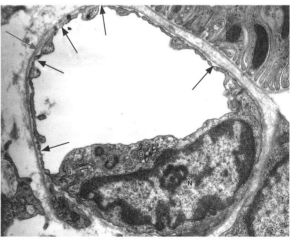

图10-10　有孔毛细血管透射电镜图
内皮窗孔（黑色箭头），基膜（红色箭头），细胞核（N），高尔基体（G），吞饮小泡（C）

联系临床

患者，男，59岁，加班时突感心前区剧痛，并向左肩部、臂部放射，且伴大汗、呼吸困难，咳出少量粉红色泡沫状痰液，9小时后急诊入院。既往心前区疼痛8年，其间常感心前区膨胀性或压迫感疼痛，多于劳累、饭后发作，每次持续3～5 min，休息后减轻。近1个月来，心前区疼痛频繁，休息时也发作。有长期吸烟史。

体格检查：体温37 ℃，心率130次/min，血压80/40 mmHg。呼吸急促，口唇及指甲发绀，不断咳嗽，咳粉红色泡沫状痰液，皮肤湿冷，颈静脉稍充盈，双肺底部可闻及湿啰音，心界向左扩大，心音弱。

辅助检查：外周血白细胞10×10^9/L，中性粒细胞百分比70%；尿蛋白（＋）；血中尿素氮30.0 mmol/L，CO_2结合力16.0 mmol/L。

入院后经治疗无好转，患者于次日死亡。

尸检摘要：主动脉有散在灰黄色或灰白色斑块隆起，部分有钙化、出血，腹主动脉的斑块有溃疡形成。脑底动脉管壁呈偏心性增厚、变硬，腔狭窄。左冠状动脉主干壁增厚，管腔Ⅲ度狭窄，前降支从起始至2.5 cm处管壁增厚，管腔Ⅱ～Ⅳ度狭窄，左旋支管腔Ⅱ～Ⅲ度狭窄；右冠状动脉距起始部0.5～5 cm处管壁增厚，管腔Ⅲ～Ⅳ度狭窄。室间隔大部，左心室前壁、侧壁，心尖部及右室前壁内侧心肌变软、变薄，失去光泽，镜下有不同程度的心肌坏死，右室后壁亦有多个灶性坏死区。肝重900 g，表面弥漫分布着细小颗粒，切面黄褐相间，似槟榔状。右肺重600 g，左肺重550 g，左胸腔积液400 mL。四肢末端凹陷性水肿。

临床诊断：冠心病、心肌梗死伴心力衰竭。

讨论分析：

（1）光镜下如何区分大动脉和中动脉？

（2）观察光镜下内膜的内皮形态特点，其有何功能？哪些因素可损伤内皮？损伤后会使中膜发生怎样的病理变化？

临床聚焦：动脉粥样硬化与冠心病

（3）结合病例，分析冠心病、心肌梗死和心力衰竭之间的联系。如何预防这些疾病的发生、发展？

 知识拓展

关注血压，科学防控

防控高血压，保护心、脑、肾

高血压是心血管疾病最重要的危险因素。世界卫生组织数据显示，每年全球约有1 700万人死于心血管疾病，约占总死亡人数的1/3。而在这些死于心血管疾病的人中，约有940万死于高血压并发症。高血压已成为全球疾病负担最重的疾病之一。

很多人患了高血压只是偶尔感觉头痛、头晕，甚至没有任何症状，因此不重视高血压的治疗。事实上，高血压最可怕的危害是它所导致的重要脏器的损害——长期高血压可能引发心脏病、脑卒中、肾功能衰竭、眼底病变甚至失明等，严重影响患者生活质量，甚至威胁生命。

高血压虽然危害非常大，但是它可防、可控。

首先是"防"，也就是说要早筛查、早诊断。35岁以后应定期检测血压。有的人可能患高血压病的风险更高，比如肥胖、缺乏体力活动、长期高盐和（或）高脂饮食、吸烟饮酒、工作压力大或情绪容易紧张激动、有高血压家族史等人群，更应该定期检测血压，尽量做到早诊断、早治疗，防患于未然。

其次是"控"，即严格控制高血压患者的血压水平。研究显示，收缩压每降低10 mmHg，或舒张压每降低5 mmHg，死亡风险降低10% ~ 15%，脑卒中风险降低35%，冠心病风险降低20%，心力衰竭风险降低40%，因此降压治疗是降低心脑血管疾病危害最有效的手段之一。当然，降压治疗不仅仅是吃上药就万事大吉了，还要看所服用的药物是否可以有效控制血压，通常高血压患者应将收缩压控制在140 mmHg以下，舒张压控制在90 mmHg以下。如果患者年龄比较大，如超过80岁，那么收缩压可以放宽到150 mmHg以下。总之，治疗要达标，保证血压长期平稳，才能更好地改善预后。

课后练习

（一）观察

在虚拟仿真实验平台上观察大动脉、中动脉、心脏切片。

（二）绘图

绘制低倍镜下中动脉的管壁结构，并标注其名称。

（三）单选题

1. 动脉可根据管壁的结构和管径的大小分为（　　　）。

A. 大动脉、中动脉、小动脉和微动脉

B. 大动脉、中动脉、小动脉、毛细血管前微动脉和微动脉

C. 大动脉、中动脉、小动脉、中间微动脉和微动脉

D. 大动脉、中动脉和小动脉

E. 大动脉、中动脉、小动脉和中间微动脉

2. 关于动脉中膜平滑肌纤维不正确的描述是（　　　）。

A. 可认为是成纤维细胞的亚型

B. 可分泌形成胶原纤维、弹性纤维

C. 可分泌基质

D. 病理条件下，迁入内膜增生，参与动脉硬化的形成

E. 只有收缩功能，没有分泌功能

3. 参与血压形成的血管主要为（　　　）。

A. 中动脉和小动脉　　　　　　B. 中动脉　　　　　　C. 小动脉

D. 小动脉和微动脉　　　　　　E. 毛细血管

4. 以下哪类血管的中膜具有弹性膜（　　　）。

A. 大动脉　　　　B. 中动脉　　　　C. 小动脉　　　　D. 微动脉　　　　E. 中静脉

5. 外膜具有外弹性膜的血管是（　　　）。

A. 大动脉　　　　B. 中动脉　　　　C. 小动脉　　　　D. 微动脉　　　　E. 大静脉

6. 以下哪种血管具有多层的内弹性膜（　　　）。

A. 大动脉　　　　B. 中动脉　　　　C. 小动脉　　　　D. 微动脉　　　　E. 中静脉

7. 与伴行动脉相比，静脉不具有的特点是（　　　）。

A. 3层膜分界明显　　　　　　　　　　　　B. 血容量比动脉大

C. 管壁较薄，结缔组织成分较多　　　　　　D. 管壁结构差异较大

E. 管壁含平滑肌和弹性组织较少

8. 下列哪个结构不能在心脏壁切片标本中的心肌纤维横切面区域观察到（　　　）。

A. 肌原纤维　　　B. 心肌细胞核　　　C. 毛细血管　　　D. 闰盘　　　E. 纤维细胞核

9. 浦肯野纤维分布于心壁的（　　　）。

A. 内皮　　　B. 心内膜下层　　　C. 内皮下层　　　D. 心外膜　　　E. 心肌膜

（四）识图题

1. 图10-11中（　　　）显示为大动脉，（　　　）显示为中动脉，（　　　）显示为小动脉。

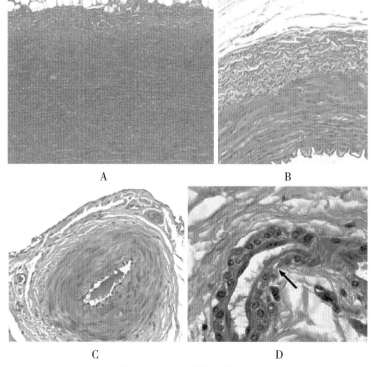

A

B

C

D

图10-11　各类型动脉

2. 标注图10-12、图10-13中线条指示的结构或细胞的名称。

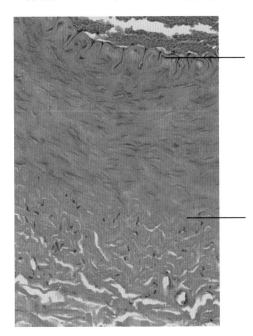

图10-12　中动脉

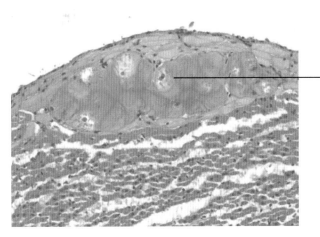

图10-13　心室壁

第11章 皮 肤

——一部记录岁月沧桑的无字书

皮肤（skin）由表皮和真皮构成，覆盖于机体的整个外表面。表皮为角化的复层扁平上皮，表皮衍生的皮肤附属器包括毛、皮脂腺、汗腺和指（趾）甲等。皮肤具有保护、吸收、分泌、排泄、体温调节、感觉、免疫和代谢等功能。皮肤浅层的表皮来源于表面外胚层；深层的真皮主要来自轴旁中胚层形成的体节和体壁中胚层。

实验目的

1. **知识目标**

（1）辨认表皮、真皮的分层及其特征。

（2）观察毛发、汗腺、皮脂腺的结构。

（3）观察外胚层、中胚层和体节模型，解释皮肤的发生。

2. **能力目标** 比较正常皮肤与病变时皮肤的组织结构变化。

3. **素质目标** 培养学生的科学、人文精神，激励学生不负青春、不负韶华。

实验内容

（一）观察标本

标本1 手指皮

【观察重点】表皮，真皮，触觉小体，环层小体，汗腺。

【材料与方法】人的手指掌面皮肤，石蜡切片，HE染色。

【肉眼观察】外表粉红色、深部蓝紫色的为表皮；表皮下方粉红色的为真皮；皮肤深部浅染的为皮下组织。

【低倍镜观察】如图11-1所示。

1. **表皮** 为角化的复层扁平上皮，表层着粉红色者为角质层，蓝紫色的部分为表皮其余各层。

2. **真皮** 为表皮下方染为粉红色的结缔组织，与表皮交界处凹凸不平，但分界清楚。分为乳头层和网织层。

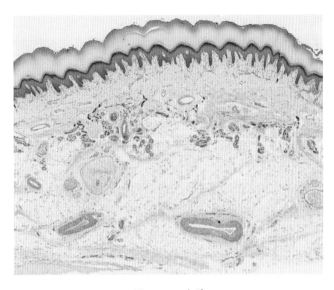

图11-1　皮肤

数字切片：手指皮

（1）乳头层：紧贴表皮下方，由薄层较致密的结缔组织构成，纤维较细，细胞较多。其向表皮突出形成乳头状，称真皮乳头，其内可见触觉小体。

（2）网织层：位于乳头层下方，与乳头层分界不清，为较厚的致密结缔组织，由较粗大的胶原纤维束和弹性纤维交织而成。此层内有较大的血管和神经束，还可看到汗腺导管的不同切面。

3. 皮下组织　位于真皮网织层下方，与网织层无明显分界。其内可见到脂肪细胞，较大的血管、神经束，以及汗腺的分泌部和导管。此层还有环层小体，体积较大，呈圆形或椭圆形，容易辨认。它是一种有被囊的神经末梢，中央为粉红色均质状圆形结构，有髓神经纤维的轴突走行其中，周围有许多呈同心圆状排列的扁平细胞。在HE染色切片中，不能看到小体中的神经纤维。环层小体能感受压觉和振动觉。注意：此层不属于皮肤。

【高倍镜观察】高倍镜下观察的内容如下。

1. 表皮　由基底层至表层一般可分为5层（图11-2）。

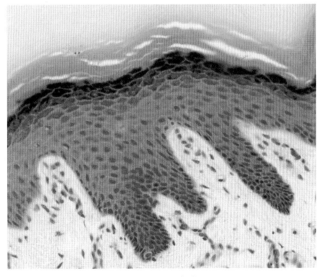

图11-2　表皮

（1）基底层：由一层矮柱状的基底细胞组成。细胞界线不清，排列整齐，胞质少，嗜碱性较强，胞核呈椭圆形。此层中有一些圆形细胞，胞质透明，核深染、呈椭圆形，为黑素细胞。

（2）棘层：位于基底层上方（即浅层），由4~10层多边形细胞组成。细胞体积较大，胞质呈弱嗜碱性；细胞周围伸出许多细短的棘状突起，与相邻的棘状突起镶嵌连接。此层中有一些圆形细胞，胞质清亮，核深染、呈椭圆形，为朗格汉斯细胞。

（3）颗粒层：在棘层上方，由3~5层梭形细胞组成。胞质内含有强嗜碱性的透明角质颗粒，胞核浅染或退化消失。

（4）透明层：在颗粒层上方，由2~3层扁平细胞组成。细胞界线难以分辨，胞核已消失，胞质强嗜酸性，呈均质状，折光性强。此层只有在较厚的表皮中才易分辨，如手掌、足底的表皮。

（5）角质层：在透明层的上方，很厚，由数十层扁平的角质细胞组成。细胞已完全角化，呈嗜酸性均质状，很难分辨出细胞界线。角质层表面呈现出均匀的起伏波纹，即为指纹的横切面。此层还可见到穿行整个表皮的汗腺导管。

2. 汗腺　为单曲管状腺。分泌部位于真皮深层和皮下组织中，由单层锥体形腺细胞组成，着色较浅，腺细胞基底侧可见肌上皮细胞。导管直行穿过真皮，然后与表皮相连续，在表皮中呈螺旋状走行，开口于皮肤表面，因而在表皮显示出一连串的小管切面。导管由两层立方形细胞围成，细胞较小，染色较深，胞质呈弱嗜碱性（图11-3）。

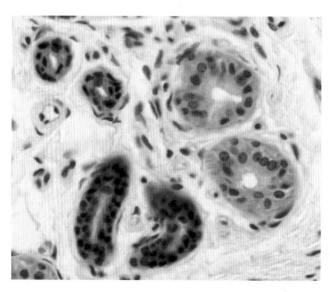

图11-3　汗腺

标本2　头皮

【观察重点】毛根，毛囊，皮脂腺，立毛肌，汗腺。

【材料与方法】人的头皮，石蜡切片，HE染色。

【肉眼观察】为一块长条形的组织，一面呈蓝紫色的细线，即表皮，表皮下面染成粉红色的为真皮，真皮下方为皮下组织。在真皮中有一些斜行蓝紫色的结构为毛囊，毛囊包裹着毛发。

【低倍镜观察】与手指皮结构进行对比学习（图11-4）。

微课：头皮

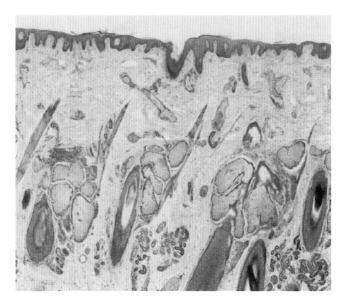

图11-4　头皮

1. **表皮**　为角化的复层扁平上皮。上皮较薄，只能分辨基底层、棘层和角质层。基底层细胞中可见较多黄褐色的黑素颗粒。角质层较薄，有些部位可见表皮下陷而成的毛囊，其内包裹着毛发。

2. **真皮**　较薄，由致密结缔组织组成，内含毛囊、汗腺、皮脂腺及立毛肌。

3. **皮下组织**　为大量的脂肪组织，毛囊、汗腺可延伸至此层。

【高倍镜观察】高倍镜下观察的内容如下。

1. **毛发**　如图11-5所示。

（1）毛干：为伸出皮肤表面的部分。

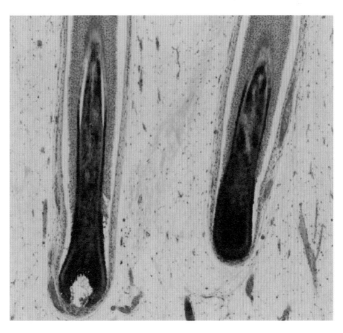

图11-5　毛和毛囊

（2）毛根：为埋藏在皮肤内的部分，圆柱状，呈黄褐色。

（3）毛囊：呈管状，包裹在毛根外面。分为内、外两层，内层为上皮性鞘，外层为结缔组织性鞘。

（4）毛球：毛根与毛囊上皮性鞘的下端合为一体，膨大成球形。毛球内的毛母质细胞界线不清，毛母质细胞及毛根上皮细胞中含大量黑素颗粒。毛球底部内陷，有结缔组织突入形成毛乳头。

2. **立毛肌**　位于毛根与皮肤表面呈钝角的一侧，为一束斜行的平滑肌。有时可见其一端附着在毛囊的结缔组织性鞘，另一端附于真皮乳头层。

3. **皮脂腺**　位于毛囊边缘，为泡状腺。分泌部由复层腺上皮围成，其周围有成层排列的基细胞，胞体较小，着色较深；中央含有许多较大的圆形或多边形细胞，核小而染色深，位于细胞中央，胞质内充满空泡，为已被溶解的脂滴。导管短，由复层扁平上皮围成，开口于毛囊上部或皮肤表面。

标本3　毛发

【观察重点】毛干，毛根，毛囊，毛皮质，毛髓质，毛小皮。

【材料与方法】人的头皮，石蜡切片，HE染色。

【低倍镜观察】毛发可分为毛干、毛根两部分。毛干为伸出皮肤表面的部分。毛根为埋藏在皮肤内的部分，被毛囊包裹。二者的组织结构基本相同，均呈棕褐色的粗条状，由髓质、皮质和毛小皮构成。

【高倍镜观察】高倍镜下观察的内容如下。

1. **毛发**　如图11-6所示。

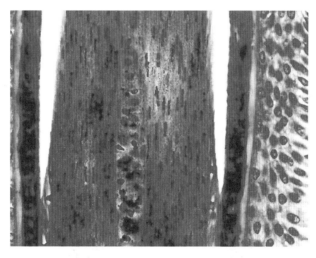

图11-6　毛

（1）毛髓质：为毛的中轴，可红染。由2～3层近立方形且完全角化的上皮细胞组成，胞质内有黑素颗粒，胞核萎缩退化，甚至消失。毛髓质很少延伸到毛全长，因而在光镜下较难见到。

（2）毛皮质：位于毛髓质周围，呈黄色。由数层扁平的角质细胞组成，细胞间有黑素颗粒，近毛球处胞质红染。毛根下部皮质细胞内尚有杆状核，移向毛干，胞核逐渐消失。

（3）毛小皮：是毛发的最外层，被覆于毛皮质的外面。由一层不规则的扁平细胞构成，细胞呈叠瓦状排列。细胞角质化后透明、无核、无色素，可被染为蓝紫色。

2. **毛囊**　呈管状，包裹在毛根外面。分为内、外两层，内层为上皮性鞘，外层为结缔组织性鞘，两层之间有玻璃膜。上皮性鞘由内向外可分为内根鞘和外根鞘。

（1）内根鞘：相当于表皮的角质层和颗粒层，从毛球起延伸到皮脂腺开口处。近毛球处的细胞为立方形，向上延伸的过程中，胞质内产生透明角质颗粒，最终变为角质细胞。

（2）外根鞘：位于内根鞘外侧，相当于表皮的基底层和棘层，在毛囊口附近与表皮的这两层相延续。外根鞘外面附有一层均质嗜酸性的玻璃膜，向上与表皮基膜相连。玻璃膜外侧，有结缔组织性鞘，与真皮结缔组织相延续。

（二）观察模型

观察早期胚胎发生模型13、14、15、16（见第20章），辨认外胚层、中胚层和体节，描述皮肤的发生和演变。

（三）示教标本

示教　腹皮

【观察重点】腹皮与指皮、头皮的区别。

【材料与方法】人的腹部皮肤，石蜡切片，HE染色。

【肉眼观察】为一块长方形组织。其一面可见染为蓝紫色的表皮，其余粉红色的则为真皮和少量皮下组织。

【低倍镜观察】全面观察，并与手指皮、头皮进行对比（图11-7）。

微课：体皮

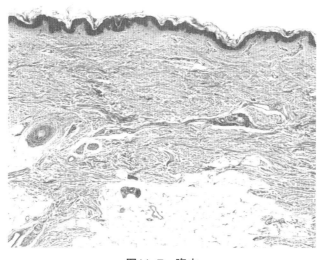

图11-7　腹皮

数字切片：腹皮

1. **表皮**　较薄，角质层也较薄，上皮表面凹凸不平，基底层细胞内黑素颗粒较多。

2. **真皮**　较厚，由致密结缔组织组成，其内有汗腺，毛囊很少，皮脂腺及立毛肌少。

（四）电镜图

电镜下观察棘细胞，如图11-8所示，重点观察细胞核、板层颗粒、棘细胞突起、棘细胞间桥粒。

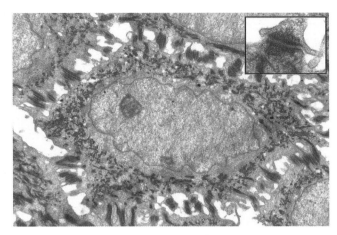

图11-8 棘细胞

联系临床

患者，男，60岁，因"右胸背部皮肤疼痛伴丘疹、水疱5天"入院。

5天前患者受凉感冒，右胸背部针刺样、间断性疼痛。胸片显示无异常。2天前疼痛处先后出现红斑、丘疹、水疱。

体格查体：体温36.7 ℃。右胸背部皮肤有群集性水疱，部分出现糜烂、溃疡，少许结痂。皮疹沿肋间神经呈带状分布，不超越中线。

辅助检查：血常规显示白细胞6.5×10^9/L，中性粒细胞百分比50%。尿常规、大便常规正常。心电图正常。

临床诊断：带状疱疹。

讨论分析：

（1）如何区别手指皮、头皮和腹皮？三者的结构有什么异同？

（2）皮肤有哪些功能？这些功能与皮肤的哪些结构或成分相关？

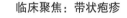

临床聚焦：带状疱疹

（3）联系带状疱疹的组织病理学改变和临床表现，分析正常皮肤的哪些细胞、结构、成分的异常改变可引起红斑、丘疹和水疱。

 知识拓展

关注前沿，开拓思维

组织工程皮肤

目前大面积皮肤缺损和慢性皮肤损伤仍是临床工作者面临的重大难题，自体皮肤移植因供体不足而受限，异体移植则面临免疫排斥反应，利用组织工程技术制作组织工程皮肤成为有效的解决办法。

组织工程皮肤是设计合适的支架材料，从患者体内提取少量干细胞进行体外扩增，然后把扩增后的干细胞放在支架上，整个植入缺损部位。然后干细胞在该环境下快速分化成缺损组织的细胞（成骨细胞/皮肤细胞/血管内皮细胞等），并生长成熟，同时支架快速降解，最后达到快速、完全修复的目的。组织工程皮肤在促进皮肤组织创面修复、无瘢痕愈合方面具有较好的运用前景，适用于烧伤、溃疡、外科手术创伤造成的皮肤损伤等多种情况。

考虑到皮肤的结构和功能特点，"理想"的组织工程化皮肤应具备以下特征：能防止体液丢失；有效阻止细菌入侵；提供"现货供应"；较长的储备时间；无抗原性；在创面持久存在；一定的柔韧度；容易获取，价格能为大多数人所接受；随儿童的生长而生长；应用方便，一次手术即可完成。组织工程为实现构建人工"皮肤"提供了无限可能，但组织工程皮肤构建涉及种子细胞、生长因子及支架材料等多个要素在体内的转归，仍需进一步探索。

课后练习

（一）观察

在虚拟仿真实验平台上观察手指皮、头皮、腹皮切片。

（二）绘图

绘制高倍镜下皮肤表皮的结构，并标注角质层、透明层、颗粒层、棘层、基底层。

（三）单选题

1. 皮肤的组成不包括（　　　）。

A. 表皮　　　　　B. 真皮网织层　　　　C. 汗腺　　　　D. 皮下组织　　　　E. 皮脂腺

2. 人体大部分皮肤的表皮较薄，由基底面至表面依次分为（　　　）。

A. 基底层、棘层、角质层、颗粒层

B. 基底层、棘层、透明层、角质层

C. 基底层、棘层、颗粒层、透明层、角质层

D. 棘层、颗粒层、透明层、角质层

E. 基底层、棘层、颗粒层、角质层

3. 胞质中含有许多强嗜碱性的透明角质颗粒的细胞位于（　　　）。

A. 基底层　　　　B. 棘层　　　　　C. 颗粒层　　　　D. 透明层　　　　E. 角质层

4. 毛根和毛囊上皮性鞘下端融合形成（　　　）。

A. 毛乳头　　　　B. 立毛肌　　　　C. 毛球　　　　　D. 毛干　　　　E. 毛皮质

5. 胞质中含有特征性的伯贝克颗粒的是（　　　）。

A. 基底细胞　　　B. 朗格汉斯细胞　　　C. 梅克尔细胞　　D. 黑素细胞　　　　E. 棘细胞

（四）识图题

请写出图11-9、图11-10中线条所指的细胞或结构名称。

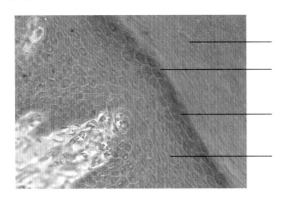

图11-9　手指皮

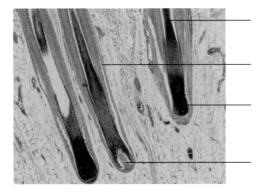

图11-10　头皮

第12章 免疫系统

——人体的防御卫士

免疫系统（immune system）主要由淋巴器官（胸腺、淋巴结、脾、扁桃体）、淋巴组织和免疫细胞组成。构成免疫系统的核心成分是免疫细胞，它们通过血液循环和淋巴循环相互联系形成一个整体。

免疫系统的个体发生从胚胎第3周卵黄囊血岛发生开始，至第7周，血液内出现淋巴祖细胞；第8周，淋巴祖细胞进入胸腺；第12周，淋巴结出现淋巴细胞；第29周，胎儿若受到抗原刺激能出现免疫应答，形成浆细胞。胸腺是由第3对咽囊的内胚层及其相对应的鳃沟外胚层发生的；淋巴结是从人胚第7周发生，由基本形成的全身毛细淋巴管网与局部间充质融合扩大形成的淋巴囊相连接，淋巴囊和大淋巴管周围的细胞聚集形成细胞群，淋巴细胞随小血管一起迁入并增殖形成不明显的淋巴小群；脾发生于胚胎第5周，由胃背系膜的间充质发育而来；扁桃体由第1和第2对咽囊内胚层发育而来。

 实验目的

1. 知识目标
（1）辨认胸腺、淋巴结、脾和扁桃体的光镜结构特点。
（2）观察三胚层模型，辨认间充质、血岛，概述淋巴细胞的发生过程。
2. 能力目标 综合分析免疫系统组织结构及其在机体中的功能关系。
3. 素质目标 预防艾滋病，增强大学生健康意识。

 实验内容

（一）观察标本

标本1 淋巴结

【观察重点】淋巴小结，副皮质区，皮质淋巴窦，髓索，髓窦。

【材料与方法】兔的淋巴结，Bouin固定液固定，石蜡切片，HE染色。

【肉眼观察】淋巴结为豆形的实质性器官。表面有薄层被膜，染成粉红色，被膜下深紫蓝色是皮质，中央深浅不一为髓质。有的标本在淋巴结的一侧凹陷，为淋巴结门部（有的标本未切到）。

【低倍镜观察】分3个部分进行观察，即被膜、皮质和髓质（图12-1）。

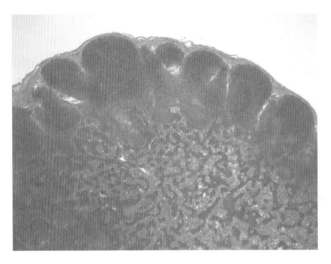

微课：淋巴结

图12-1 淋巴结

数字切片：淋巴结

1. **被膜与小梁** 被膜由薄层结缔组织构成，有的部位可见输入淋巴管；门部有较粗的血管和输出淋巴管。其中的胶原纤维染成粉红色，成纤维细胞的胞核呈扁椭圆形，着蓝紫色，其胞质不易看清。被膜和门部的结缔组织深入实质，形成小梁。皮质和髓质中都可见小梁的切面，呈粉红色、不规则形，可含血管。

2. **皮质** 着深紫蓝色，由浅层皮质、副皮质区及皮质淋巴窦构成。

（1）浅层皮质：由淋巴小结及小结间的弥散淋巴组织组成。看到的淋巴小结为次级淋巴小结，大小不等，中央为色浅的生发中心（典型者可分辨出明区和暗区），周围有色深的小结帽；纵切的淋巴小结呈椭圆形，小结帽位于朝向被膜侧；横切的呈圆形，环状的小结帽包绕生发中心；经小结边缘的切线切面仅见小结帽，呈着色深的圆形。

（2）副皮质区：位于皮质深层，为厚度不一的弥散淋巴组织，与浅层皮质及髓质均无明显界线，有的标本上也可见少量淋巴小结。

（3）皮质淋巴窦：位于被膜与淋巴组织之间（称为被膜下淋巴窦）和小梁与淋巴组织之间（称小梁周窦）。皮质淋巴窦一般较狭窄，染色较浅，窦内细胞稀疏，在低倍镜下不易辨认。

3. **髓质** 位于淋巴结中心，由髓索、髓窦组成。

（1）髓索：着深蓝紫色，与副皮质区相连，是不规则的条索状淋巴组织，相互连接成网，细胞密集，可见血管切面。

（2）髓窦：是位于髓索之间及髓索与小梁之间的浅染区，较皮质淋巴窦宽大。

【高倍镜观察】高倍镜下观察的内容如下。

1. **淋巴小结** 选正中纵切面者观察。生发中心的暗区较小，其内淋巴细胞密集且较大，胞质强嗜碱性，故整体着色深；明区较大，淋巴细胞相对稀疏而略小；两区都有网状细胞，明区有较多巨噬细胞及滤泡树突细胞，后者形态和网状细胞相似。小结帽由密集的小淋巴细胞构成，以近被膜下窦处最厚（图12-2）。

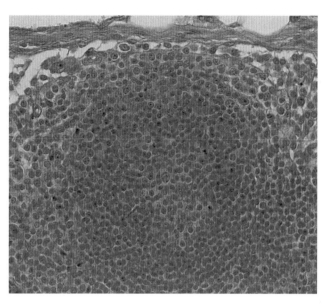

图12-2　淋巴小结

2. 弥散淋巴组织　可见大量小、圆、嗜碱性的淋巴细胞；网状细胞稀疏，核为不规则的卵圆形，染色浅，核仁明显，核周胞质较多，淡粉红色，有的细胞可见发出突起；巨噬细胞的核比网状细胞的小而色深，胞质嗜酸性强。交错突细胞和网状细胞形态相似，不易辨认。

3. 高内皮微静脉　位于副皮质区，与一般微静脉相比，管径略粗，内皮细胞呈立方形或柱状；内皮细胞核较大，椭圆形，胞质较多；常见正在穿越内皮的淋巴细胞（图12-3）。

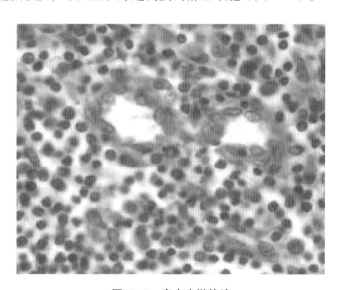

图12-3　高内皮微静脉

4. 淋巴窦　窦壁可见扁平的内皮细胞；窦腔内有星形的内皮细胞，形态似网状细胞，突起明显；巨噬细胞常以突起附着于内皮细胞；淋巴细胞散在分布。

标本2　脾脏

【观察重点】脾小结，动脉周围淋巴鞘，脾索，脾窦。

【材料与方法】人的脾脏一块，Bouin固定液固定，石蜡切片，HE染色。

【肉眼观察】标本为三角形，一侧表面染成粉红色，为被膜；被膜下是实质，其中散在分布的深蓝色球团或条索状结构是白髓，其余大部分为红紫色，是红髓；在红髓中可见粉红色的团块或条状物是脾小梁。

【低倍镜观察】分3个部分进行观察，即被膜、白髓和红髓（图12-4）。

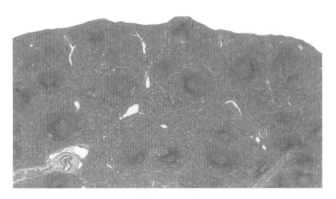

图12-4　脾

微课：脾

数字切片：脾

1. **被膜与小梁**　由较厚的致密结缔组织组成，被膜外面覆盖着间皮，致密结缔组织内的细胞多为平滑肌细胞，被膜结缔组织伸入实质，形成脾小梁，呈各种形态的切面，内含小梁动、静脉。

2. **白髓**　染成紫蓝色，主要由密集的淋巴组织构成。

（1）动脉周围淋巴鞘：沿中央动脉分布，为密集的淋巴组织，呈长筒状紧包在中央动脉周围。由于动脉走行方向不一，可见淋巴鞘的纵、横、斜切面，以及有分支的切面。切面的中央为中央动脉。淋巴细胞以小型为主，排列密集。

（2）淋巴小结：位于动脉周围淋巴鞘的一侧，小结帽朝向红髓，小结旁有中央动脉。淋巴小结常有生发中心，此处着色较浅，淋巴细胞较大，特点与淋巴结的淋巴细胞相似。

（3）边缘区：位于白髓和红髓交界处的狭窄区域，与红髓脾索无明显界线，为弥散淋巴组织，但淋巴细胞较稀疏；此处的血窦称为边缘窦。

3. **红髓**　范围广，分布于白髓之间或白髓与脾小梁之间；含大量红细胞，故染色较红。由脾血窦和脾索构成，两者相间分布。

（1）脾血窦：为不规则形腔隙，大小不等，有的含大量血细胞。

（2）脾索：为不规则的条索状结构，互连成网，网孔即脾血窦，脾索由富含血细胞的淋巴组织构成。

【高倍镜观察】如图12-5所示。

1. **动脉周围淋巴鞘**　淋巴组织以小淋巴细胞为主，密集分布。淋巴鞘的中央有中央动脉，可见各种切面。动脉壁的内膜可见内皮和内弹性膜，中膜可见平滑肌环绕。

2. **脾血窦**　窦壁长杆状细胞多被横切，核圆突向窦腔，窦腔内可有血细胞，以红细胞占多数，细胞间可见小的间隙。

3. **脾索**　位于脾血窦之间，呈不规则条索状，主要由网状组织构成，网眼内含有很多红细胞、网

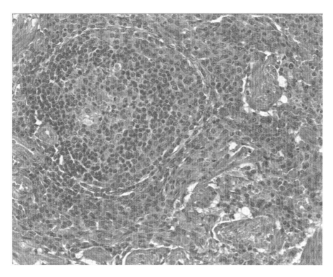

图12-5　白髓和红髓

状细胞、巨噬细胞、淋巴细胞、浆细胞，其中有些细胞的形态特征明显而容易辨认，有些细胞则不易识别，脾索内有笔毛微动脉及其分支，不要求——辨认。

标本3　胸腺

【观察重点】皮质，髓质，胸腺细胞，胸腺上皮细胞，胸腺小体。

【材料与方法】胎儿胸腺一块，Bouin固定液固定，石蜡切片，HE染色。

【肉眼观察】沿标本表面可见粉红色的被膜，由被膜伸到胸腺内部的粉红色条纹是胸腺隔，将胸腺实质分成许多不完全分隔的胸腺小叶。胸腺实质分为皮质和实质两部分。在小叶周边着深蓝紫色的是皮质，在小叶中央着色较浅的为髓质；皮质不完全包裹每个小叶的髓质，相邻小叶的髓质彼此相连。

【低倍镜观察】胸腺标本以低倍镜观察为主，辨认其各部分的结构，并分析与淋巴结和脾脏的结构有何异同点（图12-6）。

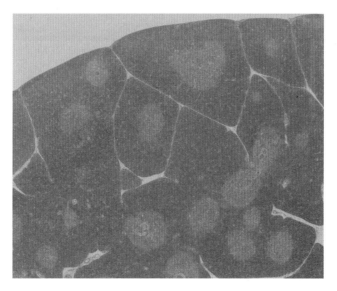

图12-6　胸腺

微课：胸腺

数字切片：胸腺

1. **被膜和小叶间隔** 由薄层结缔组织构成，着粉红色。结缔组织深入胸腺内形成小叶间隔，将实质分成许多不完全分离的胸腺小叶。

2. **胸腺小叶** 皮质呈嗜碱性染色，位于小叶周边，多呈"U"形；髓质嗜碱性较弱，位于小叶深部，各小叶的髓质都相互连续，其中可见嗜酸性染色的胸腺小体。

【高倍镜观察】高倍镜下观察的内容如下。

1. **皮质** 由密集的胸腺细胞和胸腺上皮细胞组成。胸腺细胞体积小，圆形，核染色深；胞质少，嗜碱性染色。胸腺上皮细胞散在分布，形状不规则；核卵圆形，较大，染色浅，核仁明显；胞质较多，呈弱嗜酸性染色。

2. **髓质** 位于小叶的深部，相邻小叶的髓质彼此相连。髓质主要由上皮细胞和淋巴细胞组成，与皮质相比，胸腺上皮细胞多，淋巴细胞较少。胸腺小体散在，大小不等，呈圆形或不规则形，由胸腺上皮细胞大致呈同心圆排列而成，内可见少量淋巴细胞；小体外周的细胞，为扁平形，胞核明显，呈新月状，胞质嗜酸性染色；近小体中心的上皮细胞退化，核消失，胞质嗜酸性强（图12-7）。

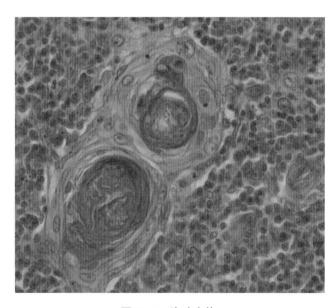

图12-7 胸腺小体

（二）观察模型

观察早期胚胎发生模型1～17（见第20章），辨认外胚层、中胚层、内胚层、间充质、血岛和卵黄囊，寻找淋巴结、脾脏及胸腺的来源，描述免疫器官的发生和演变过程。

（三）示教标本

示教 腭扁桃体

【观察重点】隐窝，淋巴小结；并将它们与脾脏、淋巴结比较。

【材料与方法】人腭扁桃体一块，Bouin固定液固定，石蜡切片，HE染色。

【肉眼观察】标本的一侧是扁桃体的咽腔面（游离面），可见一层紫红色的黏膜上皮，以及上皮下的薄层粉红色固有层。标本的另一侧是扁桃体的底面，可见粉红色的被膜包裹。沿黏膜上皮观察，可见上皮向扁桃体内部的结缔组织中凹陷,形成隐窝。在隐窝周围及固有层深侧可见着紫蓝色的结构,为淋巴组织。

【低倍镜观察】 低倍镜下观察的内容如下。

1. **黏膜上皮和隐窝** 在扁桃体的外表面被覆着黏膜上皮,其由未角化的复层扁平上皮构成。沿黏膜上皮推移标本,可见一两个上皮陷入扁桃体内部所形成的隐窝。隐窝的上皮也是未角化复层扁平上皮,上皮内可见许多淋巴细胞(图12-8)。

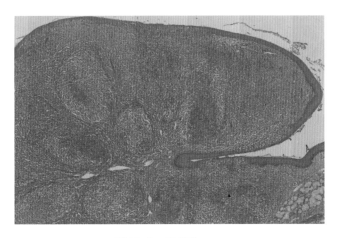

图12-8 扁桃体

2. **固有层** 在隐窝周围和黏膜上皮深部,可见密集分布的淋巴小结和弥散淋巴组织,淋巴小结可有生发中心。

3. **被膜** 扁桃体的底面包裹着由结缔组织构成的被膜,着粉红色,在被膜外面,可见一些黏液腺。

(四)电镜图

电镜下观察脾血窦,如图12-9所示,重点观察长杆状内皮细胞及巨噬细胞的突起。

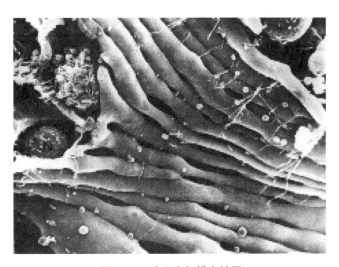

图12-9 脾血窦扫描电镜图

联系临床

患者，女，46岁，5年前面部出现红斑，经日晒后加重。3年前出现发热、关节疼痛，之后患者自觉日晒后症状较之前加重，直至面部红斑呈现蝶状、红褐色。3个月前患者全身关节疼痛明显加重，且伴乏力，于当地医院按风湿性关节炎治疗1个月无效。此后关节疼痛、发热、口干等症状反复发作，伴口腔糜烂。1个月前因持续性高热、关节疼痛，于当地医院第4次入院治疗，经对症治疗，无效。

体格查体：体温39.5 ℃。舌质红，苔薄，舌根微腻，脉沉细。心、肺无异常。颜面红斑呈蝶形、红褐色，两颊明显，可见毛细血管扩张；鼻腔出血；尿中带有隐血。上腹部胀痛伴呕吐，呕吐物为暗红色血块及胃液，量约300 mL。

辅助检查：抗核抗体（+），滴度1∶160、补体C3 45 mg/dL，抗DNA抗体（+），放射免疫结合率86%，蛋白尿（++），血尿（++）。

临床诊断：系统性红斑狼疮。

临床聚焦：系统性红斑狼疮诊治指南（草案）

讨论分析：

（1）在显微镜下如何区别淋巴结、脾脏和胸腺？三者在结构与功能上有何异同？

（2）T淋巴细胞和B淋巴细胞在淋巴结中是如何分布的？

（3）结合典型案例，分析系统性红斑狼疮的病理性改变及临床表现。

 知识拓展

正视艾滋，科学预控

预防艾滋病，让"艾"远离

艾滋病的医学全称为"获得性免疫缺陷综合征"（AIDS），是由人类免疫缺陷病毒（HIV）引起的一种严重传染病。HIV主要存在于人体的血液、精液、阴道分泌物、乳汁和伤口渗出液中。

HIV侵犯人体的免疫系统，主要攻击人体的一种免疫细胞——$CD4^+T$细胞，艾滋病患者体内的$CD4^+T$细胞会逐渐下降。艾滋病症状分为急性期、无症状期、艾滋病期。艾滋病主要通过性交、血液、母婴3种途径传播，一般的社交接触不会传染，所以艾滋病患者在生活中不应受到歧视。

由于性传播是艾滋病的重要传播途径，因此，预防艾滋病要从自身做起，洁身自爱，遵守性道德，树立健康积极的生活态度。

课后练习

（一）观察

在虚拟仿真实验平台上观察淋巴结、脾脏和胸腺切片。

（二）绘图

低倍镜下绘制淋巴结结构图，并标注其名称。

（三）单选题

1. 淋巴结结构不包括（　　　）。

A. 皮质　　　　　B. 髓质　　　　　C. 白髓　　　　　D. 淋巴小结　　　　　E. 皮质淋巴窦

2. 淋巴结中淋巴小结主要所在的位置是（　　　）。

A. 浅层皮质　　　B. 副皮质区　　　C. 髓质　　　　　D. 被膜　　　　　　E. 皮质淋巴窦

3. 胸腺中特有的结构是（　　　）。

A. 皮质　　　　　B. 髓质　　　　　C. 胸腺小叶　　　D. 胸腺小体　　　　E. 胸腺细胞

4. 下列结构属于胸腺依赖区的是（　　　）。

A. 淋巴小结　　　B. 髓索　　　　　C. 副皮质区　　　D. 脾小体　　　　　E. 脾索

5. 哪个器官属于中枢淋巴器官（　　　）。

A. 淋巴结　　　　B. 扁桃体　　　　C. 胸腺　　　　　D. 甲状腺　　　　　E. 脾脏

（四）识图题

请写出图12-10、图12-11、图12-12中线条所指的结构名称。

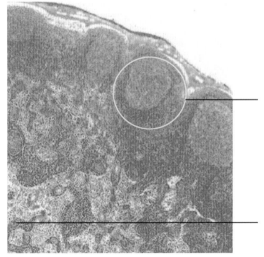

图12-10　淋巴结

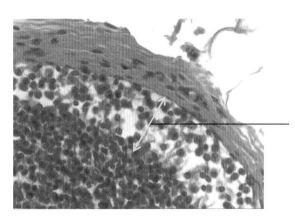

图12-11　淋巴结

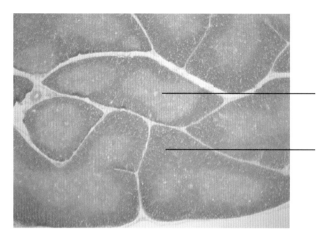

图12-12　胸腺

第13章　内分泌系统

——无线调节，精准靶向

内分泌系统（endocrine system）是机体的调节系统，与神经系统相辅相成，共同维持机体内环境的稳定，调节机体的生长发育和各种代谢活动，并控制生殖，影响行为。在胚胎生长发育中，内分泌系统所分泌的激素也起着非常重要的作用，一方面直接作用于胚胎，另一方面通过调节母体的内分泌、免疫和代谢功能，为胚胎提供一个适宜正常生长和发育的宫内环境。

内分泌系统由内分泌腺和分布于其他器官内的内分泌细胞组成。大多数内分泌细胞分泌的激素通过血液循环作用于远处的特定细胞。少部分内分泌细胞的激素可直接作用于邻近的细胞，称为旁分泌。内分泌腺的结构特点是腺细胞排列成索状、团状或围成滤泡状，没有排泄分泌物的导管，毛细血管丰富。

人体主要的内分泌腺有甲状腺、甲状旁腺、肾上腺、脑垂体、松果体等。甲状腺起源于内胚层，胚胎第20～22天在原始咽底正中处形成甲状腺原基，滤泡细胞来源于甲状腺原基，滤泡旁细胞来源于第5对咽囊后鳃体。上、下两对甲状旁腺原基出现于胚胎第5周。肾上腺皮质发生较早，胚胎第3～4周，来源于中胚层的尿生殖嵴和肠系膜上皮之间的体腔上皮发生凝集增殖；肾上腺髓质发生较晚，胚胎第6周从邻近的交感神经节取道腹腔神经丛迁移出来的神经嵴细胞移向皮质内侧。脑垂体发源于外胚层，由两个独立原基在胚胎期融合而来，其中腺垂体来源于原始口腔，神经垂体来源于间脑。松果体的原基是间脑顶部的一个凸起。

 实验目的

1. 知识目标
（1）辨认甲状腺、甲状旁腺、肾上腺和脑垂体的光镜结构特点。
（2）观察胚胎早期模型，辨认各内分泌腺的原基，概述内分泌腺体的演变过程。

2. 能力目标　结合脑垂体、肾上腺、甲状腺的结构特点，分析各内分泌器官之间的内在联系。

3. 素质目标　培养学生严谨治学、坚持真理的创新思维能力。

实验内容

（一）观察标本

标本1　甲状腺

【观察重点】甲状腺滤泡，滤泡上皮细胞，滤泡旁细胞。

【材料与方法】狗的甲状腺，石蜡切片，HE染色。

【肉眼观察】标本为长条状，其中大块染成红色的组织为甲状腺，有的切片可切到甲状旁腺，位于甲状腺旁边小块染成蓝紫色的组织为甲状旁腺。

【低倍镜观察】低倍镜下观察的内容如下。

1. **被膜**　由薄层结缔组织组成。

2. **腺实质**　由许多大小不等的甲状腺滤泡构成。滤泡呈圆形或不规则形，滤泡壁是单层立方上皮细胞，滤泡腔内充满了粉红色均质胶状物，滤泡之间有少量的结缔组织分布，结缔组织内有丰富的毛细血管（图13-1）。

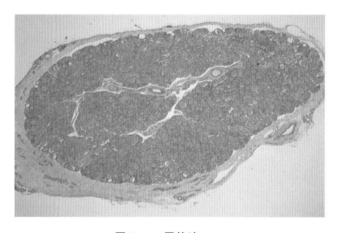

图13-1　甲状腺

微课：甲状腺

数字切片：甲状腺

【高倍镜观察】高倍镜下观察的内容如下。

1. **甲状腺滤泡**　滤泡上皮细胞大致呈立方形，核圆，染色较深；胞质呈弱嗜碱性，染色浅。滤泡内粉红色均质胶状物为碘化的甲状腺球蛋白。滤泡上皮细胞可因功能状态的不同而有形态上的差异。当甲状腺功能活跃时，上皮细胞变大，呈低柱状，胶质比较少；相反，当甲状腺处于功能静止期时，细胞变小，呈扁平状，胶质多。滤泡上皮细胞合成和分泌甲状腺激素，能促进机体新陈代谢，提高神经兴奋性，促进生长发育（图13-2）。

2. **滤泡旁细胞**　位于滤泡之间和滤泡上皮细胞之间，常单个或成群存在。细胞体积较大，呈椭圆或多边形；核较大，圆形；胞质和胞核染色均浅淡。滤泡旁细胞分泌降钙素，可以促进成骨细胞活动，使骨盐沉积于类骨质，还能抑制胃肠道吸收钙离子，以降低血钙浓度（图13-2）。

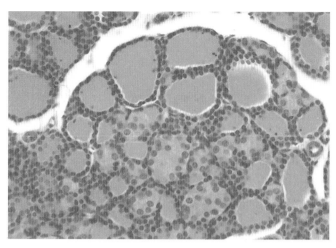

图13-2 甲状腺滤泡和滤泡旁细胞

标本2 甲状旁腺

【观察重点】甲状旁腺主细胞，嗜酸性细胞。

【材料与方法】狗的甲状旁腺，石蜡切片，HE染色。

【肉眼观察】标本为长条状，其中大块染成红色的组织为甲状腺，小块染成蓝紫色的组织为甲状旁腺。

【低倍镜观察】低倍镜下观察的内容如下。

1. **被膜** 由薄层结缔组织组成。

2. **实质** 腺细胞排列成索状或团状，偶见围成小滤泡。团索之间的少量结缔组织内有丰富的毛细血管。

【高倍镜观察】高倍镜下观察的内容如下。

1. **甲状旁腺主细胞** 占绝大多数，细胞较小，呈多边形，胞质染色较浅；核圆，位于细胞中央，染色较深。可分泌甲状旁腺激素，主要作用于骨细胞和破骨细胞，使骨盐溶解，并促进肠道吸收钙，使血钙升高。它和降钙素一起调节血钙浓度的稳定。

2. **嗜酸性细胞** 较少，单个或数个细胞散在于主细胞之间，细胞较大，胞核浓缩，胞质强嗜酸性。嗜酸性细胞在人10岁后才出现，猫、狗等动物中无，猴中可见（图13-3）。

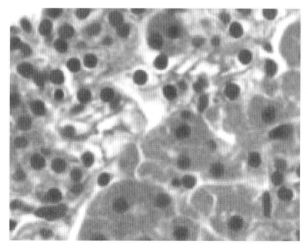

图13-3 甲状旁腺主细胞和嗜酸性细胞

微课：甲状旁腺

数字切片：甲状旁腺

标本3 肾上腺

【观察重点】皮质球状带、束状带、网状带；髓质嗜铬细胞；中央静脉。

【材料与方法】人或猴的肾上腺，石蜡切片，HE染色。

【肉眼观察】标本略呈三角形或不规则形，中间狭窄浅紫蓝色的为髓质，周围染色较深的为皮质。

【低倍镜观察】低倍镜下观察的内容如下。

1. **被膜** 位于表面，为薄层结缔组织，被膜外附有脂肪组织。

2. **皮质** 位于被膜下方，根据细胞排列和染色的不同依次分为3个带（图13-4）。

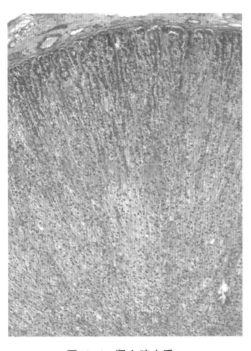

图13-4 肾上腺皮质

微课：肾上腺

数字切片：肾上腺

（1）球状带：位于被膜下方，较薄，细胞排列成球团状。

（2）束状带：位于球状带内层，最厚，细胞排列成单行或双行条索状，呈放射状伸向髓质。

（3）网状带：位于皮质最内层，紧靠髓质层，最薄，细胞排列成索网状。

皮质3个带之间并无明显界线。在皮质的细胞索之间或网眼内，均可见到扩张的窦状毛细血管及少量的结缔组织。

3. **髓质** 位于腺体中央，较薄，细胞排列成索状或团状，若标本经含铬固定液固定，染浅棕黄色的细胞为嗜铬细胞。可见到扩张的窦状毛细血管及少量的结缔组织，髓质中央可见中央静脉。

【高倍镜观察】高倍镜下观察的内容如下。

1. **皮质**

（1）球状带细胞：体积较小，呈锥形，胞核小，着色深，胞质呈弱嗜酸性或弱嗜碱性，含少量空泡（脂滴）；细胞团之间有窦状毛细血管（图13-5）。可分泌盐皮质激素，主要是醛固酮，在调节水、盐代谢中发挥重要作用。

（2）束状带细胞：体积较大，呈多边形或立方形，胞核圆，较大，着色浅；胞质浅染，含大量空泡，呈泡沫状；细胞束之间有窦状毛细血管（图13-5）。可分泌糖皮质激素，主要是皮质醇，可以促进糖异生，抑制免疫应答及抗炎症等。

（3）网状带细胞：体积较小，呈圆形或立方形，核也小，染色较深，胞质呈嗜酸性，含少量空泡，胞质中有脂褐素颗粒，细胞索吻合成网状（图13-5）。网状带细胞分泌雄性激素，也可分泌少量雌激素和糖皮质激素。

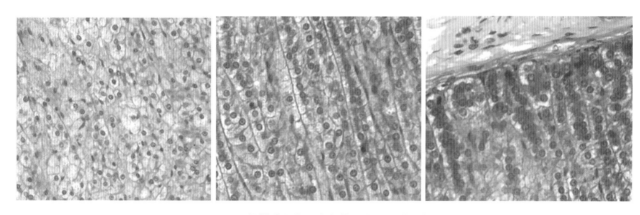

图13-5 网状带（左）、束状带（中）、球状带（右）

2. 髓质

（1）嗜铬细胞：体积较大，呈多边形，细胞分界不清楚，核大，较圆，位于细胞中央，染色浅，胞质呈弱嗜碱性。若经含铬固定液固定，胞质内可见黄褐色嗜铬颗粒；细胞排列成索状或团状，其间夹有结缔组织及血管。嗜铬细胞分泌肾上腺素和去甲肾上腺素。

（2）交感神经节细胞：如在合适的切片部位，可见散在的、体积较大的细胞，为交感神经节细胞，其胞质中含有细颗粒状的尼氏体，胞核大而圆，呈泡状，核仁明显。

（3）中央静脉：管腔大，不规则，管壁厚薄不均，在较厚处纵行平滑肌束明显。

标本4 脑垂体

【观察重点】垂体远侧部：嗜碱性细胞，嗜酸性细胞，嫌色细胞。

神经部：垂体细胞，无髓神经纤维，赫林体。

【材料与方法】人的脑垂体，石蜡切片，HE染色。

【肉眼观察】标本呈椭圆形，面积大而染色深的部位为远侧部，面积小而染色浅的部位为神经部，两者之间为中间部，一般标本未切到结节部。

【低倍镜观察】远侧部、中间部和神经部（图13-6）。

1. 被膜 位于脑垂体表面，由结缔组织组成。

2. 远侧部 细胞排列成索状或团状，互相连接成网，网眼之间有丰富的血窦和少量的结缔组织。

3. 中间部 位于远侧部和神经部之间，可见大小不等的滤泡及散在的类似远侧部的细胞。滤泡腔内含有红色或蓝紫色胶状物，滤泡间还可见丰富的毛细血管。

4. 神经部 染色浅，可见大量浅粉红色的纤维，为无髓神经纤维，纤维之间较多的圆形或椭圆形的细胞核为神经胶质细胞核（又称垂体细胞核）。

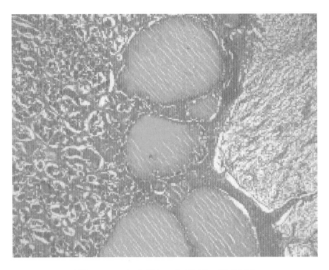

微课：脑垂体

图13-6 远侧部、中间部、神经部

数字切片：脑垂体

【高倍镜观察】高倍镜下观察的内容如下。

1. **远侧部** 根据腺细胞着色的差异，可分为嗜色细胞和嫌色细胞。嗜色细胞又分为嗜碱性细胞和嗜酸性细胞（图13-7）。

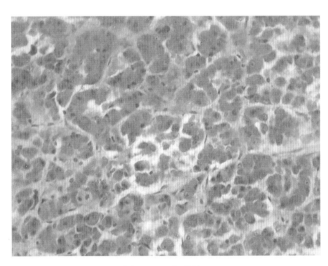

图13-7 远侧部

（1）嗜酸性细胞：体积较大，数目较多，约占40%。细胞呈圆形或椭圆形，胞质含有粗大的嗜酸颗粒而染为红色；核圆或椭圆，位于一侧，染色浅或不着色。嗜酸性细胞可以分泌生长激素和催乳激素。

（2）嗜碱性细胞：体积最大，数目最少，仅占10%。细胞为椭圆形或多边形，核圆，胞质内因含有嗜碱性颗粒而染成蓝色。嗜碱性细胞能分泌促甲状腺激素、促肾上腺皮质激素和促性腺激素。

（3）嫌色细胞：体积最小，数目最多，占50%。细胞排列成团，界线不清，着色浅；核圆易见，着色亦浅。嫌色细胞为脱颗粒的嗜色细胞或处于形成嗜色细胞的初期阶段。

2. **中间部** 主要由滤泡构成，滤泡壁主要是嗜碱性细胞，之间夹有少量嫌色细胞；滤泡腔内含有红色或蓝紫色胶状物。滤泡壁的嗜碱性细胞能分泌黑素细胞刺激素，促进黑色素的合成和扩散。

3. **神经部**　主要由无髓神经纤维和垂体细胞构成，有丰富的毛细血管，垂体细胞散在，大小不一，形状不规则，轮廓不清，仅见胞核（图13-8）。此外，还可见大小不等、呈均质状、染为浅红色的圆形团块，即赫林体。赫林体为轴突的膨大部，由许多分泌颗粒聚集而成。视上核和室旁核神经元合成的抗利尿激素和催产素就是经分泌颗粒在赫林体处释放。

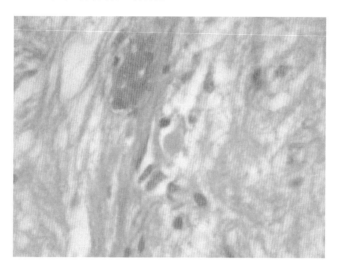

图13-8　神经部

（二）观察模型

观察早期胚胎发生模型14、15、16、17（见第20章），辨认外胚层、中胚层、内胚层，各内分泌腺的原基，描述腺体的发生和演变。

（三）示教标本

示教　甲状腺滤泡旁细胞

【观察重点】甲状腺滤泡旁细胞。

【材料与方法】小狗（出生后6个月）的甲状腺，酒精-氨水固定，镀银染色。

【肉眼观察】一片不规则的组织切片，呈棕黄色，边缘染色略深。

【低倍镜观察】甲状腺滤泡染成棕黄色，滤泡旁细胞染成黑色，位于甲状腺滤泡上皮细胞之间或三五成群分散在滤泡之间。

【高倍镜观察】甲状腺滤泡旁细胞呈椭圆形，胞质中含有粗大棕黑色嗜银颗粒，中央不着色的圆形区域为胞核（图13-9）。

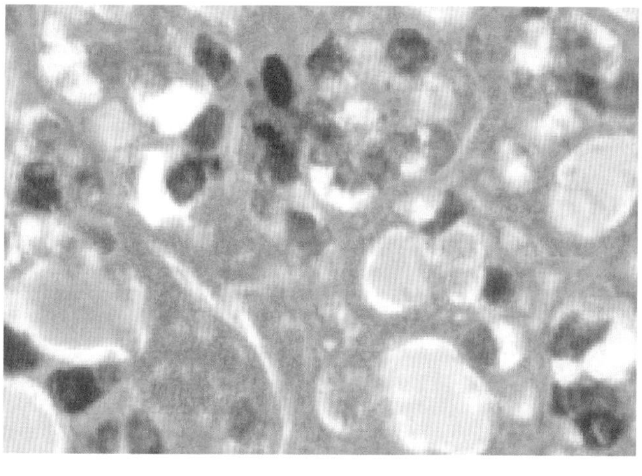

图13-9　滤泡旁细胞　镀银染色

（四）电镜图

电镜下观察类固醇分泌细胞，如图13-10所示，重点观察线粒体、脂滴。

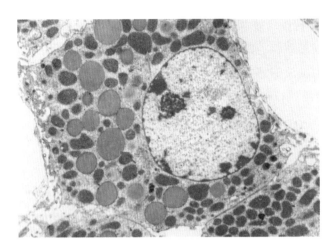

图13-10　类固醇分泌细胞透射电镜图
线粒体（蓝色箭头）；脂滴（红色箭头）

联系临床

患者，女性，33岁。以"多汗、多食、易怒1年余，劳累后心慌、气短2个月"为主诉入院。

体格检查：体温36.5 ℃，脉搏115次/min，血压110/80 mmHg。发育正常，消瘦，眼球突出，有闭合障碍；甲状腺Ⅱ度肿大，质软，无结节；双肺正常，心界稍向左扩大。双手平举试验阳性。

辅助检查：甲状腺功能显示，T_3值高于正常值2.5倍，TSH低于正常值。

临床诊断：甲状腺功能亢进症 。

讨论分析：

（1）显微镜下鉴别甲状腺、甲状旁腺、肾上腺和脑垂体的结构特点。

（2）阐述甲状腺的结构和功能。

（3）试分析病例中该病的主要病因、临床症状和体征。甲状腺功能减退时的表现是什么？

临床聚焦：甲状腺功能
亢进患者的饮食禁忌

 知识拓展

严谨治学，坚持真理

埃米尔·特奥多尔·科赫尔关于甲状腺的研究

甲状腺是由瑞士医学家埃米尔·特奥多尔·科赫尔发现的，它是人体最大的内分泌腺体，位于甲状软骨下紧贴在气管第三、第四软骨环前面，由两侧叶和峡部组成，平均重量为20～25 g，女性略大、略重。

埃米尔·特奥多尔·科赫尔对甲状腺的生理学与病理学及治疗进行了研究，但其发表的新观点一开始引起了很大的争议，不过成功治疗甲状腺疾病的大量事实使他的理论很快得到承认，并且赢得了广大医院的认可和赞誉，并于1909年获得诺贝尔生理学或医学奖。除了研究甲状腺，他还编写了一系列医学著作，内容涉及止血、手术消毒、外科感染性疾病、急性骨髓炎、枪伤处理、绞窄性疝，以及腹部手术，他对临床外科贡献巨大，他所实施的甲状腺手术的死亡率降至 1% 以下。

埃米尔·特奥多尔·科赫尔的事迹告诉我们，面对科学要耐心学习、潜心研究、勇于探索、坚持真理。

课后练习

（一）观察
在虚拟仿真实验平台上观察甲状腺、甲状旁腺、肾上腺和脑垂体切片。

（二）绘图
绘制高倍镜下甲状腺的光镜结构，并标注其名称。

（三）单选题

1. 内分泌系统不包括（　　　）。

A. 甲状腺　　　　　B. 胸腺　　　　　C. 肾上腺　　　　　D. 垂体　　　　　E. 甲状旁腺

2. 甲状腺的主要功能结构是（　　　）。

A. 甲状腺滤泡　　　B. 滤泡旁细胞　　　C. 胶质　　　　　D. 主细胞　　　　　E. 嗜酸细胞

3. 肾上腺皮质的主要构成不包括（　　　）。

A. 球状带　　　　　B. 中央静脉　　　C. 网状带　　　　　D. 束状带　　　　　E. 皮质细胞

4. 人体最大的内分泌腺是（　　　）。

A. 甲状腺　　　　　B. 甲状旁腺　　　C. 肾上腺　　　　　D. 脑垂体　　　　　E. 松果体

5. 下列激素分泌不足，可引起呆小症的是（　　　）。

A. 促甲状腺激素释放激素　　　　　B. 促甲状腺激素　　　　　　　　C. 甲状腺激素

D. 生长激素　　　　　　　　　　　E. 甲状旁腺激素

6. 不属于脑垂体远侧部的细胞是（　　　）。

A. 主细胞　　　　　　　　　　　　B. 嗜酸性细胞　　　　　　　　　C. 嫌色细胞

D. 嗜碱性细胞　　　　　　　　　　E. 生长激素细胞

7. 滤泡旁细胞分泌（　　　）。

A. 甲状腺激素　　　B. 降钙素　　　　C. 生长激素　　　　D. 甲状旁腺素　　　E. 升钙素

8. 垂体的赫林体是（　　　）。

A. 垂体细胞的分泌物　　　　　　　B. 视上核和室旁核的分泌物

C. 下丘脑弓状核的分泌物　　　　　　　　　D. 垂体中间部

E. 无髓神经纤维

9. 肾上腺皮质球状带细胞分泌（　　　）。

A. 糖皮质激素　　　　　　B. 盐皮质激素　　　　　　C. 去甲肾上腺素

D. 肾上腺素　　　　　　　E. 雄激素

10. 产生肾上腺素的细胞是（　　　）。

A. 嗜酸性细胞　　　　　　B. 嗜铬细胞　　　　　　　C. 主细胞

D. 交感神经节细胞　　　　E. 嗜碱性细胞

（四）识图题

请写出图13-11、图13-12中线条所指的结构名称。

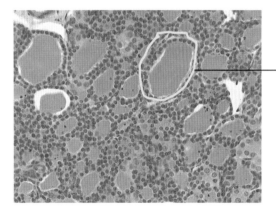

图13-11　甲状腺

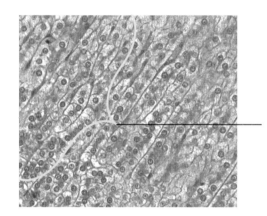

图13-12　肾上腺

第14章 消化管

——健康饮食，从你我做起

消化系统可分为消化管（digestive tract）和消化腺（digestive gland）两大部分。消化管为口腔至肛门的连续性管道，依次分为口腔、咽、食管、胃、小肠、大肠、直肠和肛门。消化管（除口腔和咽外）管壁的共同特点是从管腔面向外可分为4层结构：黏膜、黏膜下层、肌层和外膜。其中黏膜在消化管各段结构变化最为明显，发挥的功能也最为重要。黏膜由内向外可分为黏膜上皮、固有层、黏膜肌层。其中上皮和固有层内的腺体在各段消化管中特征不同。

消化管各段器官中除黏膜上皮和腺上皮来自内胚层外，结缔组织、肌组织、血管内皮和外表面的间皮均来自中胚层。内胚层分化开始于人胚发育至第3~4周，卵黄囊顶部的内胚层被包卷入胚体内，原始消化管形成，可分为前肠、中肠、后肠三部分。其中前肠主要分化为咽、食管、胃、十二指肠的上段；中肠将分化为从十二指肠中段至横结肠右2/3部的肠管；后肠主要分化为从横结肠左1/3部至肛管上段的肠管。

 实验目的

1. 知识目标
（1）辨认并描述食管、胃、小肠、阑尾管壁的结构特点。
（2）光镜下鉴别胃底腺中壁细胞、主细胞的形态结构。
（3）观察胚胎早期发生模型13、14、16、17，描述消化管的发生过程。
2. 能力目标　总结消化管各器官管壁的结构特点，区分各器官黏膜的特征。
3. 素质目标　增强学生的实践能力和创新精神。

 实验内容

（一）观察标本
标本1　食管
【观察重点】食管管壁的4层组织结构。
【材料与方法】人或狗的食管，石蜡切片，HE染色。
【肉眼观察】标本为椭圆形，为食管横切面，中间不规则空白区为管腔，食管腔呈不规则腔隙，管腔面起伏不平的深紫色的部分为上皮，上皮下浅粉红色结构为黏膜下层，外侧较厚，着深红色的为肌层。

【低倍镜观察】如图14-1所示。

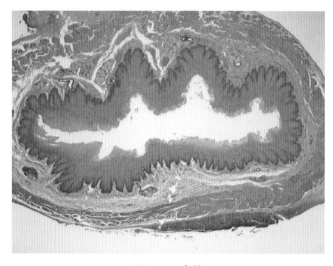

图14-1　食管

数字切片：食管

1.**黏膜**　上皮为未角化的复层扁平上皮，常有细胞脱落。固有层着粉红色，由结缔组织构成。浅部形成许多隆起的乳头，深入上皮基底部。固有层内可见小的血管、淋巴管及食管腺导管等。黏膜肌层是一层较厚的纵行平滑肌，这是食管的特征之一。

2.**黏膜下层**　为疏松结缔组织，着粉红色，除细胞外，还有较大的血管。此外，可见神经和食管腺，其腺泡为黏液性和混合性。腺泡呈圆形、卵圆形或不规则形，腺腔很小，腺细胞呈柱状或锥体，胞质着浅蓝色，核染色深，呈半月状位于细胞底部（图14-2）。

3.**肌层**　根据取材部位的不同，所含肌组织类型不同。若取上1/3部分，为骨骼肌；若取下1/3部分则为平滑肌；若取自中1/3部分，则出现这两种肌组织的混合。它们一般可分为内环、外纵两层，两层之间

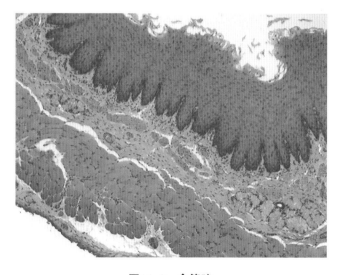

图14-2　食管腺

由结缔组织分隔，其中可见神经丛。

4. **外膜** 为纤维膜，由结缔组织构成。

标本2 胃

【观察重点】黏膜分层，胃底腺主细胞、壁细胞。

【材料与方法】人或狗的胃底部组织一小块，石蜡切片，HE染色。

【肉眼观察】为一块长条形或扇形组织，一面呈高低不平，显紫色者为黏膜。染成深粉红色者为肌层，两者之间的浅粉红色层为黏膜下层。黏膜侧可见突起，为皱襞。

【低倍镜观察】如图14-3所示。分清4层结构的界线，重点观察胃黏膜的结构。

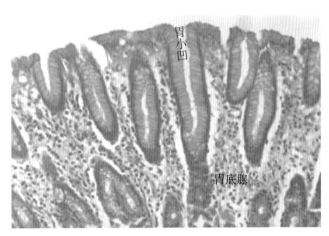

图14-3 胃小凹和胃底腺

1. **黏膜**

（1）上皮：为单层柱状上皮，无杯状细胞，主要为表面黏液细胞，细胞顶部着色浅。可见上皮向固有层凹陷形成胃小凹，下端与胃底腺顶部通连。

（2）固有层：充满胃底腺纵、斜、横切面，腺腔很窄。在腺体切面中，寻找一个与胃小凹底相通，而且比较完整的腺的纵切面，大致分出腺体的颈部、体部和底部。腺之间及胃小凹之间有少量结缔组织和散在的平滑肌纤维。

（3）黏膜肌层：固有层下可见内环、外纵的平滑肌，为黏膜肌层。

2. **黏膜下层** 位于黏膜肌层下方，由疏松结缔组织组成，可见丰富的血管。

3. **肌层** 较厚，为平滑肌，其肌纤维排列成3层，为内斜、中环、外纵，但界线不易分清。有些可切到肌间神经丛。

4. **外膜** 为浆膜，由间皮和薄层疏松结缔组织组成。

【高倍镜观察】高倍镜下观察的内容如下。

1. **上皮** 为单层柱状上皮（注意上皮表面有无纹状缘，上皮内有无杯状细胞），柱状细胞顶部的胞质内充满黏原颗粒，HE染色发亮，因此呈现透明区。胞核位于基底部，核仁明显。

2. **胃底腺** 胃黏膜中数量最多、功能最重要的腺体，分布于胃底部黏膜固有层内。镜下可见很多胃底腺的切面。胃底腺为分支或不分支的单管状腺，开口于胃小凹，它在标本上被切成圆形、卵圆形或长条形。选择胃底腺的纵切面观察下列细胞。

（1）主细胞：主细胞（图14-4）是胃底腺的主要细胞，数量最多，主要分布于胃底腺的下半部；细胞呈柱状，核圆形，位于细胞的基部。胞质基部呈强嗜碱性，染成紫蓝色。

（2）壁细胞：壁细胞（图14-4）较主细胞少，多分布于胃底腺的上半部；胞体较大，呈圆形或三角形，核圆形，位于细胞的中央，有时在一个细胞中可见双核；胞质呈强嗜酸性，染为红色。

（3）颈黏液细胞：数量较少，主要位于胃底腺的颈部，常呈楔形夹在其他细胞之间。细胞界线不易分清；细胞体积小；核扁平，位于基底部，胞质染色甚浅，故须仔细观察，方可辨认。

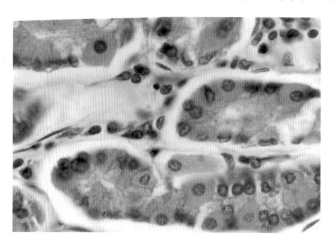

图14-4　主细胞和壁细胞

标本3　回肠

【观察重点】黏膜层次，小肠绒毛，小肠腺。

【材料与方法】人或狗的回肠一段，石蜡切片，HE染色。

【肉眼观察】标本为半圆形，是回肠的横切面。染成蓝紫色，有较大突起的一面为黏膜，这些较大突起为小肠皱襞。仔细观察，在皱襞上还可见无数的小突起，即小肠绒毛。

【低倍镜观察】分清回肠管壁的4层结构（图14-5）。

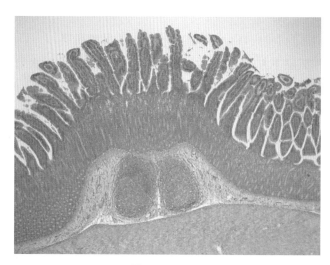

图14-5　回肠

1. **黏膜**　黏膜表面可见肠绒毛呈指状突向管腔。在固有层中可见大量肠腺的不同切面，还可见数个淋巴小结。黏膜肌层较薄，为内环、外纵的平滑肌，有的部位因淋巴组织穿过黏膜肌层达黏膜下层，而使黏膜肌层不明显。

2. **黏膜下层**　位于黏膜外侧，由疏松结缔组织组成，可见集合淋巴小结分布，该层含有丰富的血管及淋巴管，有些部位可见黏膜下神经丛。

3. **肌层**　位于黏膜下层外侧，由内环、外纵两层平滑肌组成，两层间常见肌间神经丛。

4. **外膜**　位于肌层外侧，由少量疏松结缔组织和间皮组成，为浆膜。

【高倍镜观察】高倍镜下观察的内容如下。

1. **小肠绒毛**　为黏膜表面的指状突起。可见纵、横、斜切面，选择纵切面观察，覆盖在绒毛表面的是单层柱状上皮，可见大量柱状的吸收细胞，吸收细胞之间夹有杯状细胞。吸收细胞顶端可见一薄层红色发亮的结构为纹状缘。绒毛中轴是固有层的结缔组织，可见毛细血管、平滑肌纤维和淋巴细胞，有时可见中央乳糜管。分散的平滑肌纤维沿绒毛长轴纵行排列，它们与绒毛的运动有关。

2. **小肠腺**　为单管状腺，由相邻绒毛根部之间的上皮下陷到固有层而成。选择一切面观察小肠腺的细胞（图14-6）。

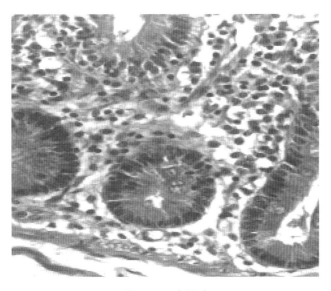

图14-6　小肠腺

（1）吸收细胞：又叫柱状细胞，数量最多，呈高柱状，核椭圆形，位于基部。

（2）杯状细胞：见上皮组织相关描述。

（3）潘氏细胞：位于腺底端，胞体呈锥体形，顶部胞质内含有许多粗大的嗜酸性颗粒，染成红色。潘氏细胞有种属特异性，仅在人、猴、鼠类存在。

（4）嗜银细胞（内分泌细胞）：在此普通染色标本上不能见到。

3. **集合淋巴小结**　固有层中明显，有时侵入黏膜下层并向肠腔突出，该处绒毛少而短。

标本4　结肠

【观察重点】结肠构造，消化管黏膜的连续变化。

【材料与方法】人或狗的结肠一段，石蜡切片，HE染色。

【肉眼观察】结肠的横切面。腔面凹凸不平，染成蓝紫色的是黏膜，另一面染为粉红色的是肠壁的其他部分。

【低倍镜观察】如图14-7所示。

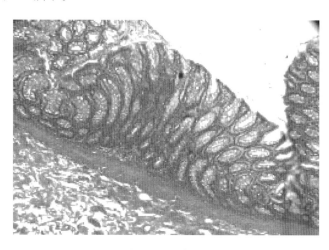

图14-7　结肠

1. **黏膜**　无绒毛，故腔面平整，固有层中充满大量肠腺。肠腺为单直管腺，开口于黏膜表面。在固有层结缔组织中可见孤立的淋巴小结和弥散的淋巴细胞。

2. **黏膜下层**　为疏松结缔组织，其内有较大的血管和黏膜下神经丛等。

3. **肌层**　为内环、外纵的平滑肌。外纵行的平滑肌局部增厚形成3条结肠带。

4. **浆膜**　外表覆盖一层间皮细胞。当间皮下结缔组织富含脂肪组织时，可形成突出表面的突起，称之为肠脂垂（标本上不一定切到）。

【高倍镜观察】高倍镜下观察的内容如下。

1. **结肠上皮和肠腺**　均为单层柱状上皮，柱状细胞（吸收细胞）的纹状缘不如小肠明显。在肠上皮及腺上皮细胞间有大量杯状细胞。

2. **单管状肠腺**　在切片上可被切成管状，或横切、斜切成几个椭圆形。肠腺的嗜银细胞在此标本上不能显示出来。

标本5　阑尾

【观察重点】阑尾结构，并将其与结肠结构比较。

【材料与方法】人手术后的阑尾或狗的阑尾，石蜡切片，HE染色。

【肉眼观察】标本为阑尾横切面，可见许多蓝色的淋巴小结围绕管腔，周围浅色部分为黏膜下层，最外面的粉色结构为肌层。

【低倍镜观察】分清阑尾4层结构（图14-8）。

1. **黏膜**　构造类似结肠，但固有层内肠腺很少，淋巴细胞和淋巴小结很发达，有时侵入黏膜下层，以致黏膜肌层很不完整。

2. **黏膜下层**　含大量淋巴组织及脂肪细胞。

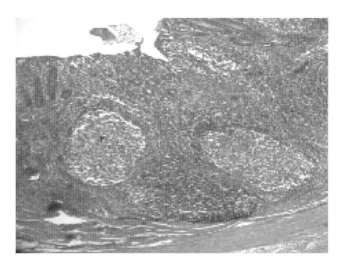

图14-8 阑尾

3.肌层 内环层较厚，外纵层较薄，没有结肠带。

4.外膜 即浆膜。

【高倍镜观察】黏膜上皮及肠腺中的杯状细胞较少，黏膜肌层由于固有层及黏膜下层的淋巴组织较为发达以致断断续续很不完整。淋巴小结的生发中心和小结帽部都很明显。

（二）观察模型

观察早期胚胎发生模型14、15、16、17（见第20章），辨认前肠、中肠、后肠、咽囊、甲状腺原基、胃原基、中肠袢、盲肠突、尿生殖窦和原始直肠，描述消化管的发生。

（三）示教标本

示教1　舌乳头

【观察重点】舌乳头，轮廓乳头及丝状乳头。

【材料与方法】取动物舌背部近人字缝处的一小块组织，石蜡切片，HE染色。

【肉眼观察】起伏不平，染深蓝色的边缘部分是舌的背面。蓝色的上皮和粉红色的固有层构成口腔黏膜的部分。在轮廓乳头的中央，大而圆的突起称为轮；轮两侧黏膜向下凹陷形成沟；沟外黏膜再向上隆起形成廓。轮、沟、廓共同组成轮廓乳头。丝状乳头为较细小的突起，黏膜下有染成红色的舌肌，肌肉之间有染成浅红色的结缔组织，还有许多深染成团的舌腺夹在肌肉之间。

【低倍镜观察】黏膜表面有许多乳头状隆起，这些乳头状隆起即为舌乳头。

1.轮廓乳头 找到轮、沟、廓后进一步观察。

（1）复层鳞状上皮：位于乳头表面，其表层并未完全角化，仍可见胞核；基部起伏不平。在沟壁的上皮内，有染色浅的卵圆形小体，叫作味蕾。沟的底部有味腺的开口。

（2）固有层：位于上皮深层，为染成粉红色的结缔组织，内有成纤维细胞和小血管的切面，还有味腺导管及位于轮廓乳头沟底附近的味腺。味腺导管周围常有弥散的淋巴组织。

（3）味腺：为浆液性腺。腺细胞呈锥状；胞浆呈粉紫色；核圆形，位于基底部。

2.丝状乳头 位于轮廓乳头两侧，其突起略高于轮廓乳头，底部较宽，顶部尖锐。这种乳头也由上皮和固有层组成。其上皮的浅层细胞常有角化现象，乳头深部有固有层形成的轴心称初级乳头，初级乳头再分出若干较小的突起突入上皮深面，形成次级乳头。但有时因切面不正，丝状乳头被斜切，不能见到顶部的尖突起。

示教2　牙磨片

【观察重点】牙体。

【材料与方法】干的脱落牙体，磨薄，树胶封固。

【肉眼观察】牙体分为牙冠、牙颈、牙根，其组织结构如下。

1. **釉质**　在牙冠的表面，呈浅黄色。

2. **牙本质**　占牙体的大部分，构成牙体的主体，色浅。

3. **牙骨质**　包在牙根及牙颈表面，肉眼看不清楚。

4. **牙髓腔**　为当中的空隙处。

【低倍镜观察】低倍镜下观察的内容如下。

1. **釉质**　呈浅黄色，有纵行的纹理，为釉柱。

2. **牙本质**　所见到的深色平行小管，即牙小管。小管之间为牙本质的基质。

3. **牙骨质**　如同骨组织，但骨陷窝很少，只有在近牙根处方可见到散在的陷窝。

示教3　贲门

【观察重点】食管与胃贲门交界处组织结构的变化。

【材料与方法】取人的食管与胃贲门处一小块组织，石蜡切片，HE染色。

【肉眼观察】为一块长条形组织，一面呈高低不平且染色较深为黏膜，其余为食管、贲门壁的其他结构。

【低倍镜观察】低倍镜下观察的内容如下。

1. **黏膜**　重点观察上皮，食管端为复层鳞状上皮，贲门部为单层柱状上皮，二者在食管–贲门交界处突然变化，分界十分明显。另外，贲门的单层柱状上皮还下凹形成胃小凹。上皮下面为固有层，在贲门部含有大量贲门腺，少量结缔组织夹在腺体之间。贲门腺为单管腺或分支管状腺，腺管比较弯曲，因此所见腺的横切面相对较多，腺体直接开口于胃小凹底部。此腺主要由黏液细胞组成，可见夹杂有壁细胞。黏膜肌在食管端为一层纵行平滑肌，近贲门处渐增厚，并逐渐移行为胃的黏膜肌，即呈内环、外纵两层。

2. **黏膜下层、肌层**　均移行为胃的结构，具体见胃切片标本。

3. **外膜**　在食管端为纤维膜，近胃处则由浆膜覆盖。

示教4　幽门与十二指肠

【观察重点】幽门与十二指肠结构。

微课：幽门与十二指肠

【材料与方法】人的胃幽门与十二指肠连接处，石蜡切片，HE染色。

【肉眼观察】黏膜表面突起较高、肌层较薄的一侧是十二指肠部分，另一侧为幽门部分。

【低倍镜观察】低倍镜下观察的内容如下。

1. **黏膜**　幽门处胃小凹较深而大，腔也大，其长度可占整个黏膜深度的1/2。固有层中幽门腺为分支管状腺，开口于胃小凹，腺细胞胞质浅染，胞核位于基部。由于腺体分支较多且弯曲，所以切片上很少见到其纵切面。十二指肠的绒毛呈叶状，突向管腔。固有层中可见肠腺切面。幽门至十二指肠的黏膜肌层均为两层平滑肌（内环、外纵）组成。

2. 黏膜下层 为疏松结缔组织，含血管、神经。在十二指肠处有十二指肠腺，后者为黏液性腺。

3. 肌层和浆膜 均与小肠相同，在幽门处环形肌增厚，形成幽门括约肌。

【高倍镜观察】重点观察十二指肠腺。

十二指肠腺为分支管泡状腺（标本上只见腺体的切面）。其腺细胞为黏液性细胞，呈矮柱状。胞核圆或扁圆形，靠近细胞基部。胞质染色浅，腺导管由单层柱状上皮组成，管腔较大并穿过黏膜肌层开口于肠腺底部或绒毛之间。

示教5 肠嗜银细胞

【观察重点】嗜银细胞。

【材料与方法】人的小肠一段，石蜡切片，Fontana银液浸染。

【低倍镜观察】选择小肠绒毛或肠腺，在其上皮中找到含有深棕黄色颗粒的细胞，换高倍镜进一步观察。

【高倍镜观察】细胞呈柱状或锥体形，胞质中含许多粗大深棕色的嗜银颗粒，多位于细胞基底部，细胞核圆形，着浅棕黄色，有时嗜银颗粒很多，以致细胞核的轮廓分辨不清（图14-9）。

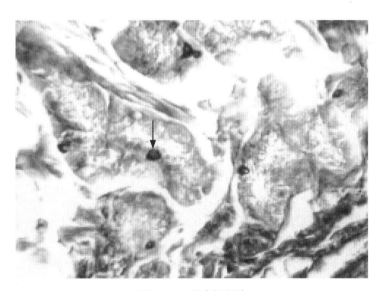

图14-9 肠嗜银细胞

（四）电镜图

电镜下观察潘氏细胞，如图14-10所示，重点观察粗面内质网、高尔基复合体、酶原颗粒。

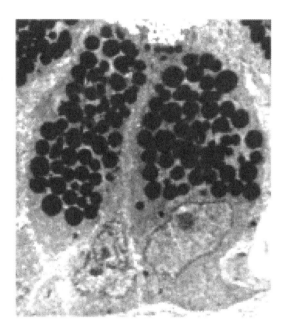

图14-10　潘氏细胞透射电镜图

联系临床

患者，女，38岁，上腹部隐痛2年余，经胃镜、钡餐等检查诊断为浅表性胃炎。近半年来腹部疼痛加剧，进食哽咽，纳差。近半个月来出现低热，遂入院治疗。

体格检查：体温37.8 ℃，脉搏80次/min，血压100/80 mmHg。消瘦，面色苍白，两侧颈部、左锁骨上及腋窝淋巴结肿大；两肺可闻及湿啰音；肝大，脐下两指。

辅助检查：生化检查显示血红蛋白65 g/L，血清总蛋白42 g/L，白蛋白26 g/L。胸部透视显示双侧肺叶上可见大量直径为1～3 cm的致密阴影，边界清楚。肝磁共振显示肝右叶可见多个低密度灶，最大者直径约为5 cm，边界不清。

患者入院后经抗感染、抗结核治疗均不见好转，仍有持续低热。后出现黑色大便，呕吐大量鲜血，昏迷，经抢救无效死亡。

尸检摘要：胸、腹腔内分别有500 mL及600 mL淡黄色澄清液体，双侧肺叶表面可见数个直径为2 cm的灰白色肿块，质硬，边界清楚。胃贲门处有一4 cm×4 cm×5 cm肿块，灰白色，质硬，沿胃壁浸润生长，表面有溃疡、出血。胃周围淋巴结、颈部及腋下淋巴结肿大，质硬，切面灰白色。肝大，表面可见数个1 cm×1 cm×2 cm的灰白色肿块，质硬，与周围组织界线清楚。腹膜表面较粗糙，可见数个直径为0.5～1 cm的结节，灰白色。

镜下观：胃部肿瘤细胞形成大小不等、形态不一的腺腔样结构，腺上皮细胞多层，排列不规则，失去极向，核大小不一，核分裂象多见。胃周围、颈部、锁骨上及腋窝淋巴结的正常组织结构消失，代之以与胃部肿块相同的组织。肺部、肝部肿块及腹膜上结节的镜下结构亦与胃部肿块结构相同。

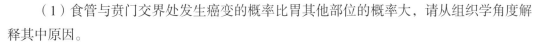

临床诊断：胃贲门部腺癌。

讨论分析：

临床聚焦：胃癌

（1）食管与贲门交界处发生癌变的概率比胃其他部位的概率大，请从组织学角度解释其中原因。

（2）癌的组织来源在哪里？胃贲门部腺癌的组织结构及细胞形态发生哪些病理学变化？

（3）结合病例，解释胃贲门部腺癌为何在肺部、肝部出现灰白色肿块。腹膜上出现结节的原因是什么？

 知识拓展

献身科研，勇于创新

幽门螺杆菌的发现

幽门螺杆菌的发现可以追溯到1982年，由澳大利亚的两位科学家Barry J. Marshall（巴里·马歇尔）和J. Robin Warren（罗宾·沃伦）共同完成。

1982年之前，人们普遍认为胃溃疡是由应激、饮食和酸性物质的损害导致的。然而，马歇尔和沃伦观察到，在溃疡患者的胃部组织标本中经常存在一种细菌。为了验证其猜想，他们对患有慢性胃炎和消化性溃疡的患者进行了胃黏膜检查，并从患者的胃黏膜样本中提取培养了细菌。在最初的尝试中，他们无法培养出这种细菌。后来，他们使用了一种特殊的培养基和培养条件，成功地培养出了这种细菌。为了证实这种细菌与胃炎之间的因果关系，马歇尔吞服了这种细菌，引发了急性胃炎。因为这种细菌是螺旋形状并寄居在胃的幽门部位，于是马歇尔和沃伦将其命名为"幽门螺杆菌"（Helicobacter pylori）。通过进一步的研究，他们发现幽门螺杆菌是导致胃溃疡和消化性溃疡的主要原因之一。这一发现挑战了传统的理解，并为溃疡的治疗提供了新的方向。

由于他们发现了幽门螺杆菌及这种细菌在胃炎和胃溃疡等疾病中的作用，在2005年被授予诺贝尔生理学或医学奖。

马歇尔和沃伦两位科学家献身科研、勇于创新的精神值得我们学习！

课后练习

（一）观察

在虚拟仿真实验平台上观察胃、十二指肠切片。

（二）绘图

绘制高倍镜下胃黏膜的一部分，并标注其结构。

（三）单选题

1.以下哪一个器官的黏膜上皮内不含杯状细胞（　　　）。

A.胃　　　　　　　B.空肠　　　　　　C.回肠　　　　　　D.结肠　　　　　　E.盲肠

2.以下关于人食管结构的描述中，哪一项正确（　　　）。

A.管壁内只有平滑肌　　　　　　　　　B.黏膜上皮为未角化的复层扁平上皮

C.肌层为3层平滑肌　　　　　　　　　D.黏膜下层内不含黏液腺

E.管壁内没有平滑肌

3.下列胃小凹的描述中哪项错误（　　　）。

A.由单层柱状上皮构成　　　　　　　　B.底部有数条胃底腺开口

C.上皮内含有分泌黏液的杯状细胞　　　D.小凹深部有增殖活跃的干细胞

E.由假复层纤毛柱状上皮构成

4.小肠绒毛的结构中哪项错误（　　　）。

A.绒毛内有丰富的毛细血管网　　　　　B.由单层柱状上皮和部分固有层构成

C.有丰富的毛细淋巴管网　　　　　　　D.绒毛内有散在的平滑肌纤维

E.由单层柱状上皮构成

5.组成小肠腺的主要细胞有（　　　）。

A.柱状细胞、扁平细胞、潘氏细胞　　　B.柱状细胞、潘氏细胞、壁细胞

C.柱状细胞、壁细胞、主细胞　　　　　D.柱状细胞、杯状细胞、潘氏细胞

E.柱状细胞、扁平细胞

（四）识图题

请写出图14-11、图14-12中线条所指的结构名称。

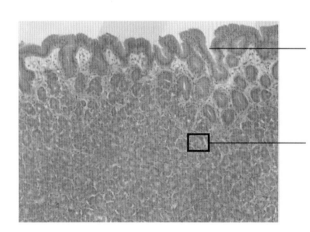

图14-11　胃底部黏膜光镜图

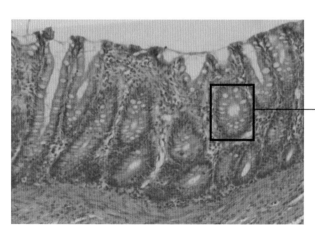

图14-12　结肠光镜图

第15章　消化腺

——肝胆相照，"胰"路伴行

消化腺可分为小消化腺和大消化腺两种类型，小消化腺如食管腺、胃腺、肠腺等，均位于消化管的管壁内；大消化腺包括唾液腺、胰腺和肝脏，是独立于消化管外的实质性器官，主要包括由腺细胞组成的分泌部和导管，分泌物经导管排入消化管，对食物的消化发挥作用。另外，胰腺还发挥重要的内分泌功能。

消化管中的小消化腺起源于胚胎时期的内胚层。肝和胆的原基为胚胎第4周时前肠末端腹侧壁细胞增生形成的肝憩室。肝憩室末端膨大，分为头、尾两支。头支形成肝的原基，尾支形成胆囊及胆道的原基。在胚胎第6周时，造血干细胞由卵黄囊壁迁入肝，在肝血窦内、外形成大量原始血细胞集落，并产生成熟血细胞。肝脏造血功能在胚胎第6个月后逐渐降低，至胎儿出生时基本停止。胰腺的原基是胚胎第4周末前肠末端腹侧近肝憩室的尾缘，内胚层细胞增生，向外突出形成腹胰芽和对侧的背胰芽，分别形成腹胰和背胰。在后续的发生过程中，经过转向，二者相互融合形成胰腺。

 实验目的

1. **知识目标**
（1）观察并辨识三大唾液腺的形态结构特点。
（2）观察和识别肝的结构，并阐述肝小叶和门管区的形态特点。
（3）观察胚胎早期发生模型，解释肝的发生。

2. **能力目标**
（1）对比区分三种唾液腺结构及腺泡细胞的光镜结构特点。
（2）综合分析肝的正常组织结构和功能的内在联系。

3. **素质目标**　了解饮食作息规律的重要性，践行"健康中国"理念。

实验内容

（一）观察标本

标本1　腮腺

【观察重点】浆液性腺泡、闰管和分泌管。

【材料与方法】人或狗腮腺的一部分，石蜡切片，HE染色。

【肉眼观察】标本的一面包有很薄且红染的被膜，腺体本身被许多粉染的小叶间隔分成许多小区，这些小区即为小叶。

【低倍镜观察】低倍镜下观察的内容如下。

1. **小叶**　由被膜伸入实质的结缔组织分隔而成，其内充满腺泡和导管。腺泡是浆液性腺泡，导管位于腺泡之间，分泌管大而腔宽，红染，闰管小而腔窄。

2. **小叶间隔**　在小叶之间的结缔组织为小叶间隔，其中有大导管，即小叶间导管。

【高倍镜观察】高倍镜下观察的内容如下。

1. **浆液性腺泡**　呈圆形或椭圆形，由锥形或柱状的上皮细胞围成，中央有一小的腺泡腔；浆液性腺细胞核呈圆形，位于细胞基部；顶部胞质常含有嗜酸性颗粒，即酶原颗粒；细胞基部呈嗜酸性。此外，在腺泡上皮与基膜之间有肌上皮细胞，其细胞核细长而深染，胞质不易见到（此细胞可不必寻找）。

2. **闰管**　为管腔细窄的小导管。管径较腺泡小且多。管壁由单层矮立方上皮或扁平上皮细胞组成。胞质着色浅红，管腔内有时可见红色分泌物。

3. **分泌管**　管腔较闰管大，管壁由单层柱状上皮构成。细胞核圆形，居细胞中央或稍偏顶端。胞质嗜酸性强，着鲜红色，在细胞的基部有垂直于基底面的红色纵纹。

4. **小叶间导管**　由单层或假复层柱状上皮围成。

标本2　舌下腺

【观察重点】黏液性腺泡，混合性腺泡。

【材料与方法】人或狗舌下腺的一部分，石蜡切片，HE染色。

【肉眼观察】标本呈一片蓝紫色。细看可见由被红染的细条分成的小块，即为小叶。

【低倍镜观察】低倍镜下观察的内容如下。

1. **小叶**　其内充满了圆形或卵圆形或不规则形切面的腺泡，颜色深浅不一。色深者是浆液性腺泡，色浅者是黏液性腺泡，另外还有深浅混合的混合性腺泡，但主要以黏液性腺泡为多。小叶内无细小的闰管，偶见少数染成红色的分泌管。

2. **小叶间隔**　由结缔组织构成。其中有较大的小叶间导管，形态与腮腺中所见到的相同。

【高倍镜观察】主要观察小叶的构造（图15-1）。

1. **腺泡**　有以下3种。

（1）浆液性腺泡：占少数，形态同腮腺中所见。

（2）黏液性腺泡：占多数，由黏液性腺细胞组成。细胞呈锥形或柱状；胞核扁圆形，贴近细胞的基底部；胞质着色浅淡，清明透亮。

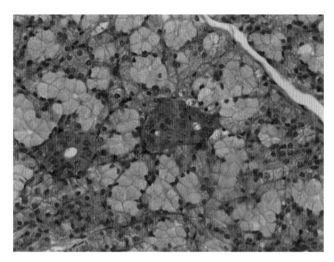

图15-1　三种腺泡

（3）混合性腺泡：由浆液性、黏液性两种腺细胞组成。常见的形式是，腺泡主要由黏液性腺细胞组成，几个浆液性腺细胞位于腺泡的底部或附于腺泡的末端，在切片中呈半月形排列，故称"浆半月"。以上各种腺泡细胞与基膜之间均有肌上皮细胞。

2. 导管　无闰管，但有纹状管。

纹状管：又叫分泌管，由于舌下腺的分泌管甚短，故切到的机会很少。如能见到，其结构同腮腺中所见。

标本3　颌下腺

【观察重点】颌下腺结构。

【材料与方法】人或狗颌下腺的一部分，石蜡切片，HE染色。

【肉眼观察】可见标本呈许多蓝紫色的小块，即小叶。

【低倍镜观察】低倍镜下观察的内容如下。

1. 小叶　其内充满了圆形、卵圆形或不规则形切面的腺泡，颜色深浅不一，以色深的浆液性腺泡为最多，色浅的黏液性腺泡及混合性腺泡较少，在混合性腺泡中可见浆半月。腺泡细胞与基膜之间亦有肌上皮细胞。小叶内闰管的切面较少，但可见许多红染分泌管的切面。

2. 小叶间隔　同上述其他唾液腺。

【高倍镜观察】同腮腺和舌下腺相关部分。

标本4　人肝

【观察重点】肝小叶，门管区。

【材料与方法】人肝脏的一小块，石蜡切片，HE染色。

【肉眼观察】在切片边缘可见一粉红色的细线，即为被膜的切面。标本实质中可见许多小腔，多为中央静脉。

【低倍镜观察】如图15-2所示。被膜由致密结缔组织组成。

1. 肝小叶　呈多边形或不规则形。相邻小叶之间结缔组织极少，几乎看不到，因而使小叶之间分界不清。各小叶的切面不全相同。在横切肝小叶中部有一条中央静脉的横切面。肝细胞以此为中轴呈索状

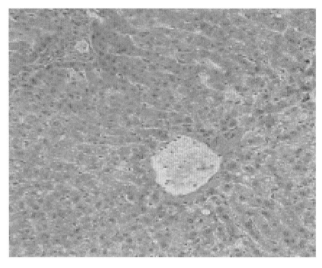

图15-2 人肝

数字切片：肝

向四周放射状排列，称之为肝细胞索。肝细胞索之间的腔隙为肝血窦。

2. **门管区** 在肝小叶四周结缔组织较多的部位，其内含有小叶间动脉、小叶间静脉和小叶间胆管的切面。

3. **小叶下静脉** 位于小叶之间，是一条单独走行的小静脉，管径比中央静脉较大，管壁完整。

【高倍镜观察】高倍镜下观察的内容如下。

1. **中央静脉** 位于肝小叶中央，壁薄，不完整，开口于肝血窦。

2. **肝细胞索** 由一行（偶见双行）肝细胞（图15-3）组成。肝细胞的体积较大，为多边形，细胞内有1～2个圆形的核，位于细胞中央，染色浅淡，可见核仁；胞质嗜酸性，常因糖原或脂滴溶解而呈空泡状。肝细胞之间，本有胆小管存在，但在此染色标本中看不到。

3. **肝血窦** 为肝索之间的空隙，窦壁衬以内皮（图15-3）。内皮细胞核扁圆形突入腔内。在血窦腔内可见许多体积较大、形状不规则的、具有吞噬能力的星形细胞，即为库普弗细胞（Kupffer's cell），常附于窦壁，核椭圆形。胞质嗜酸性，有时可见吞噬颗粒（在此标本中较难分辨）。血窦向内与中央静脉相连通。

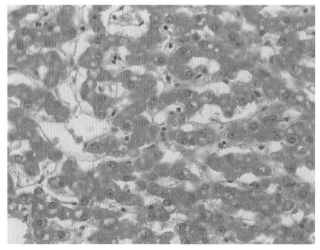

图15-3 肝细胞和肝血窦

4. 门管区（汇管区）　在邻近几个肝小叶之间的结缔组织内常见下列3种伴行的通道（图15-4）。

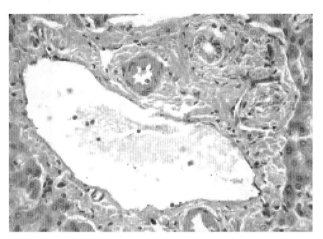

图15-4　肝门管区

（1）小叶间动脉：腔小而规则，圆形、壁厚，可见中膜环形平滑肌，有时可见与血窦相连通。

（2）小叶间静脉：腔大而不规则，壁薄，有时可见与血窦相连续。

（3）小叶间胆管：管径较小，管壁衬以单层立方上皮，细胞呈立方形，胞浆清亮，核圆，着色较深。

标本5　猪肝

【观察重点】肝组织结构。

【材料与方法】猪肝的一小块，石蜡切片，HE染色。

【肉眼观察】标本被分成许多小的区域，这些小的区域即为猪肝的小叶。

【低倍镜观察】如图15-5所示。被膜由结缔组织组成，只在一侧可见少许。

1. 肝小叶　切面呈多边形或不规则形，小叶周边结缔组织比人肝多，故肝小叶界线清楚。中央静脉位于肝小叶中，但非完全位于中央，且有的肝小叶找不到中央静脉。肝细胞索及肝血窦均比较清楚。

2. 门管区　在此标本中，3种管道显示得不太清楚，须认真辨认。

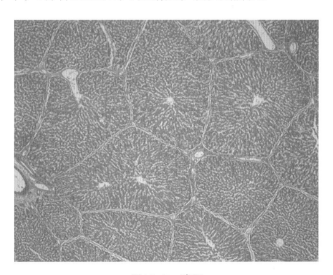

图15-5　猪肝

【高倍镜观察】要求同人肝标本。

标本6　胰腺

【观察重点】胰腺组织结构。

【材料与方法】人、狗或豚鼠胰腺的一小块，石蜡切片，HE染色。

【肉眼观察】外形不规则、大小不等的小区域即为小叶。

【低倍镜观察】表面可见少量疏松结缔组织构成的被膜。被膜的结缔组织伸到腺实质，把它分隔成许多小叶，小叶间结缔组织少，使小叶分隔不明显，其内有血管和单层矮柱状上皮所构成的小叶间导管。小叶内有大量的浆液性腺泡及导管的切面。胰岛是大小不等、染色较浅的细胞团，分散在腺泡之间。

【高倍镜观察】如图15-6所示。

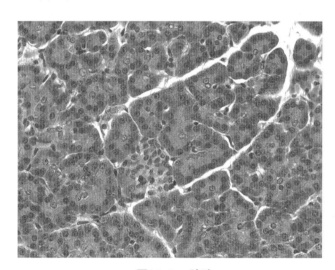

图15-6　胰腺

1. **腺泡**　为浆液性腺泡。腺泡细胞呈锥形，胞核圆，着紫色，位于基底部；胞质基部嗜碱性，着色较深，顶端胞质含酶原颗粒，呈嗜酸性，着色较红。在腺泡腔中央常见有泡心细胞，其胞核扁圆形，着紫色，位置贴附在腔面，胞质不清楚，着色很浅。

2. **闰管**　管径甚小，呈单层扁平上皮或单层立方上皮，周围有薄层结缔组织，有时可见闰管与泡心细胞相连续。切片内闰管的切面较多，故闰管较长。

3. **小叶内导管**　位于小叶内，管腔较大，为单层立方上皮，周围结缔组织增多。

4. **小叶间导管**　位于小叶之间，管腔较大，上皮变为矮柱状细胞，周围结缔组织更多。

5. **胰岛**　为分散在外分泌部内的染色浅、大小不等、形态各异的细胞团，周围被覆少量结缔组织，与腺泡分隔。胰岛细胞呈圆形、椭圆形或多边形，不规则排列，相互连接成索状或团状，胞核圆形，位于细胞中央。在HE染色标本上，胰岛细胞的胞质一般呈粉红色，且不易分类。有时可见胞质较深红染的是A细胞，它的数目较少，多位于胰岛周围部；胞质浅红色的是B细胞，其数目较多，多居于胰岛的中部。在细胞排列的网眼中，有毛细血管存在。

（二）观察模型

观察早期胚胎发生模型13、14、16、17（见第20章），辨认肝憩室、背胰芽、腹胰芽，描述肝、胆、胰脏的发生和演变。

（三）示教标本

示教1　胆小管

【观察重点】胆小管的位置与肝细胞的关系（图15-7）。

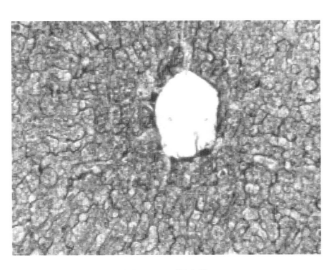

图15-7　胆小管

【材料与方法】取小块动物肝脏，按Kopsch法制备标本，用3%重铬酸钾80 mL加40%福尔马林20 mL混合固定，3%硝酸银液浸染，火棉胶包埋，切厚片（30 μm）。

【低倍镜观察】肝细胞质及胞核均显黄色，肝血窦也不清楚。胆小管呈棕黄色线条，相互连接成网状。

【高倍镜观察】肝细胞胞质稍显淡黄色。胆小管位于肝细胞间的间隙处，是相邻肝细胞膜凹陷形成的微细管道，被染成棕黄色，呈线状相互连接成网，管壁即为肝细胞的细胞膜。

示教2　肝糖原

【观察重点】肝糖原的分布。

【材料与方法】取小块动物肝脏，Carnoy固定液固定，石蜡切片，过碘酸希夫反应（PAS反应），苏木精复染。

【低倍镜观察】紫红色的颗粒即为肝糖原，位于肝细胞的胞质中。胞核的反应为阴性，经苏木精复染而呈蓝紫色。

【高倍镜观察】肝细胞内紫红色的糖原颗粒大小不等、形状不一，有的聚积成块，细胞内的糖原含量各不相等。

示教3　肝血窦

【观察重点】肝小叶内肝血窦的分布。

【材料与方法】先将墨汁由肝门静脉注射至动物肝脏内，再取小部分肝以Susa固定液固定，做成厚的石蜡片（12 μm），藏红复染。

【低倍镜观察】肝组织内的血管系统因为墨汁充满而呈黑色，肝细胞板及其他细胞被藏红复染成红色。注意以中央静脉为中心的血窦分布状况。

示教4　肝库普弗细胞

【观察重点】肝库普弗细胞的分布。

【材料与方法】给鼠腹腔内注射台盼蓝染液，隔日一次，共两次，次日杀死动物取材，Susa固定液固定，石蜡切片，偶氮卡红染色。

【低倍镜观察】此肝脏的一般结构与人肝组织结构相似，在肝细胞索之间的血窦中可见有许多含蓝色颗粒的细胞即库普弗细胞。各细胞核染成红色。

【高倍镜观察】库普弗细胞呈不规则形，位于肝血窦内，胞质内有许多蓝色的颗粒，即所吞噬的台盼蓝，胞核被染成红色。肝细胞为多边形，界线较清楚，胞体较大，胞质及胞核均红染，核仁较清楚。

示教5　胆囊

【观察重点】胆囊壁。

【材料与方法】狗的胆囊，石蜡切片，HE染色。

微课：胆囊

【肉眼观察】一面起伏不平，染成紫色的即为腔面。另一面平直，染成粉红色的为胆囊壁的其他部分。

【低倍镜观察】低倍镜下观察的内容如下。

1. **黏膜**　突出腔面，有大量高矮不等且有分支的皱襞。皱襞间上皮下陷成黏膜窦，在切面上有时可呈封闭的腔。上皮是单层柱状细胞，固有层由薄层结缔组织组成，其内含有丰富的血管等。

2. **肌层**　由平滑肌组成。平滑肌纤维排列较稀疏，且不太规则，大致可分为内环、外纵两层。

3. **外膜**　除与肝脏附着处为纤维膜外，其他部分为浆膜。

（四）电镜图

（1）电镜下观察窦周隙，如图15-8所示。

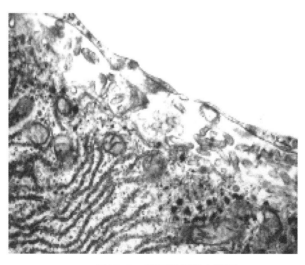

图15-8　窦周隙透射电镜图

血窦内皮细胞与肝细胞之间的间隙称窦周隙（又称Disse隙），约0.4μm。窦周隙内充满血浆，肝细胞血窦面的微绒毛伸入窦周隙，浸于血浆中。位于窦周隙内的细胞形态不规则，以突起附于内皮外面或肝细胞之间，细胞附近常见网状纤维。

（2）电镜下观察胆小管，如图15-9所示。

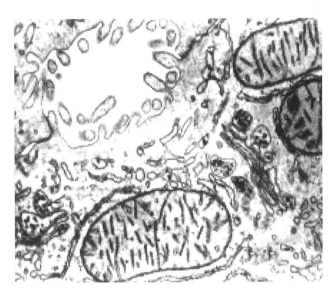

图15-9　胆小管透射电镜图

联系临床

相邻肝细胞连接面之间局部胞质凹陷形成胆小管，胆小管腔面有微绒毛突入腔面内。小管周围的肝细胞膜形成紧密连接，封闭胆小管。

患者，男，48岁，以"上腹饱胀不适、纳差、乏力1个月余"为主诉入院。近1个月来患者感到上腹饱胀不适，食欲减退，有时恶心，多次服"胃药"未见好转，乏力明显，体重较前明显减轻，近1周来牙龈时有出血。既往有乙型肝炎（HBsAg阳性、HBeAg阳性、抗-HBc阳性）病史2年，肝功能异常，白球比（A/G）下降。

体格检查：腹水征阳性，肝肋下7 cm可触及，质硬，表面结节状，边缘不规则；脾肋下3 cm可触及，质中；双下肢指凹性水肿。

辅助检查：血常规显示白细胞12.8×10⁹/L，红细胞3.08×10¹²/L，血小板35×10⁹/L。肝肾功能显示总蛋白56.9 g/L，白蛋白24.0 g/L，球蛋白32.9 g/L，A/G 0.7，总胆红素93.9μmol/L，直接胆红素46.70 μmol/L。HBsAg阳性、HBeAg阳性、抗-HBc阳性。甲胎蛋白（AFP）>1 000μg/L（正常值为20μg/L）。腹水病理显示（腹水）离心沉淀涂片未找见癌细胞。B超显示肝右叶内见10 cm×12 cm低回声团。

治疗过程中患者因高热、感染、呕血、黑便、少尿、昏迷而死亡。

临床诊断：①乙型病毒性肝炎；②肝硬化腹水；③原发性肝癌。

临床聚焦：原发性肝癌

讨论分析：

（1）光镜下怎样分辨肝脏的组织结构？

（2）白球比有何临床意义？与肝脏有何关系？

（3）结合典型病例，分析光镜下原发性肝癌患者的肝细胞有何病理变化，并解释其原因。

 知识拓展

健康饮食，健康生活

关爱胰腺

　　胰腺是重要的消化器官之一，横置于腹后壁第1～2腰椎体平面，质地柔软，呈灰红色，分为胰头、胰体、胰尾。胰腺分泌的胰液中含碱性的碳酸氢盐和各种消化酶，其主要功能是中和胃酸，消化糖、蛋白质和脂肪。

　　暴饮暴食很容易引起胰腺炎，是导致胰腺炎的主要原因之一。

　　暴饮暴食会使过多的食物进入胃内，促进胃液和消化液大量地分泌。过多分泌的胃酸刺激十二指肠壁，导致十二指肠乳头水肿、胰管障碍，如果患者胰液引流不通畅就会引起急性胰腺炎。暴饮暴食也会刺激胰腺分泌过多的胰液，胰管内的压力迅速增高，腺泡出现破裂，胰酶溢出消化自身组织，引发胰腺炎。

　　对于肥胖或有高脂血症的患者，暴饮暴食、进食油腻食物会进一步使血脂升高，更加容易发生胰腺炎，所以应更加注意控制饮食，调整食物搭配。

　　大学生在努力学习的同时也要劳逸结合，按时按点吃健康绿色的食物，减轻机体负担；同时也要提醒家人、朋友注意饮食方式和饮食结构，健康饮食，健康生活。

课后练习

（一）观察

在虚拟仿真实验平台上观察肝、胆囊切片。

（二）绘图

绘制低倍镜下的肝小叶和门管区，并标注其结构，注意各结构的大小比例。

（三）单选题

1. 浆液性腺泡腺细胞基部有较多（　　　）。

A. 分泌颗粒　　　　　　　　B. 滑面内质网和核糖体　　　　　　C. 粗面内质网和核糖体

D. 线粒体　　　　　　　　　E. 滑面内质网和分泌颗粒

2. 大唾液腺的纹状管（　　　）。

A. 下颌下腺内的最发达　　B. 舌下腺内的最发达　　C. 腮腺内的最发达

D. 三种唾液腺内的均发达　　E. 三种唾液腺内的均不发达

3. 腮腺的特点是（　　）。

A. 混合性腺体，闰管长　　B. 浆液性腺体，闰管长　　C. 黏液性腺体，闰管长

D. 混合性腺体，闰管短　　E. 浆液性腺体，闰管短

4. 肝细胞表面有微绒毛的是（　　）。

A. 胆小管面和肝细胞连接面　　B. 肝细胞连接面和血窦面　　C. 血窦面和胆小管面

D. 血窦面　　E. 肝细胞连接面

5. 肝血窦的特点是（　　）。

A. 内皮无孔，基膜较厚　　B. 内皮有孔，基膜较厚　　C. 内皮无孔，无基膜

D. 内皮有孔，无基膜　　E. 内皮有孔，基膜较薄

（四）识图题

1. 请写出图15-10中线条所指的结构名称。

2. 请写出图15-11中线条所指的细胞名称。

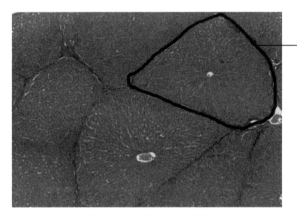

图15-10　肝小叶光镜图

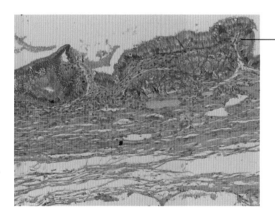

图15-11　胆囊光镜图

第16章 呼吸系统

——一呼一吸间的秘密

呼吸系统（respiratory system）由鼻、咽、喉、气管、支气管和肺等器官组成。从鼻腔开始直至肺内的终末细支气管为导气部，仅完成气体的传导，无气体交换功能；从肺内的呼吸性细支气管开始至终端肺泡为呼吸部，其管道均有肺泡开口，行使气体交换功能。

胚胎发育至第4周时，原始咽尾端底壁正中出现一纵沟，后逐渐加深，形成长形盲囊，称为喉气管憩室。喉气管憩室上端发育为喉；中段发育为气管；末端膨大，形成两个分支，为肺芽，是主支气管和肺的原基。

实验目的

1. 知识目标

（1）观察并辨认气管管壁的黏膜、黏膜下层、外膜的结构特点。

（2）观察并辨认肺内支气管树各段管壁及肺泡的结构特点，认识Ⅰ型肺泡细胞和Ⅱ型肺泡细胞。

（3）观察早期胚胎发生模型，辨认喉气管憩室、肺芽，描述肺的发生和演变过程。

2. 能力目标

（1）分析呼吸系统器官结构与功能之间的联系。

（2）归纳总结肺导气部管壁结构变化规律。

3. 素质目标　引导学生传承医务工作者大无畏抗疫精神，树立医学生的责任感和使命感。

实验内容

（一）观察标本

标本1　气管

【观察重点】管壁的3层结构。

【材料与方法】人或狗的气管一小段，石蜡切片，横切面，HE染色。

【肉眼观察】标本为"C"形或环形的气管横切面。切片中蓝色半环形为气管软骨环，缺口侧为气管壁的背侧，后面与食管相毗邻。

【低倍镜观察】由腔面向外分清气管3层（图16-1）。

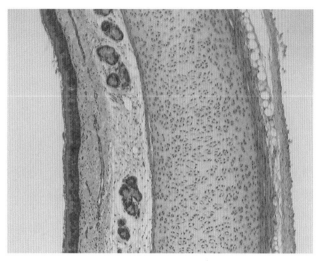

图16-1 气管

微课：气管

数字切片：气管

1. 黏膜

（1）上皮：为假复层纤毛柱状上皮，基膜明显。

（2）固有层：由含细密纤维的结缔组织组成，内有弥散的淋巴组织，并有腺体导管的纵横切面。

2. 黏膜下层 为疏松结缔组织，其中含有混合性腺体及血管、神经等。

3. 外膜 由透明软骨和疏松结缔组织组成。在软骨环缺口处可见平滑肌纤维束，多数为纵切面，小部分为横切面。此层也可见到混合性腺体。

【高倍镜观察】高倍镜下观察的内容如下。

（1）假复层纤毛柱状上皮内的纤毛细胞、杯状细胞。

（2）在固有层与黏膜下层交界处可见红染的、呈小亮点状的、横切的弹性纤维层，此层属于黏膜层，可作为固有层与黏膜下层的分界。

标本2 肺

【观察重点】导气部：小支气管，细支气管，终末细支气管。

呼吸部：呼吸性细支气管，肺泡管，肺泡囊和肺泡。

【材料与方法】取人或狗肺一块，石蜡切片，HE染色。

【肉眼观察】标本为一小块海绵样组织，其内有大小不等的腔隙，是肺内各级支气管的切面或动、静脉的切面。管腔最大者为小支气管，其余大部分为肺的呼吸部。

【低倍镜观察】在标本的一侧可见胸膜（结缔组织外覆间皮），分辨导气部和呼吸部，注意各级支气管分支与血管的区别。

1. 导气部 包括小支气管、细支气管和终末细支气管。

（1）小支气管：为标本中管腔最大者。管壁结构与主支气管相似。

1）黏膜：上皮为假复层纤毛柱状上皮，有杯状细胞。上皮下为固有层，为较薄且较致密的结缔组织。在固有层外可见平滑肌纤维。

2）黏膜下层：较疏松的结缔组织，含少量腺体。

3）外膜：由大小不等的透明软骨片和疏松结缔组织组成。疏松结缔组织内有营养小支气管的小动、静脉切面。在小支气管的一侧，可见到伴行的肺动脉分支的切面。

（2）细支气管：管腔较小，管壁较薄。黏膜上皮为假复层或单层纤毛柱状上皮，杯状细胞少。固有层薄，平滑肌相对增多。黏膜下层更薄，腺体少或无，外膜软骨片变小、减少或消失（图16-2）。

（3）终末细支气管：管腔更小，腔面起伏不平，常有皱襞。表面为单层纤毛柱状上皮或单层柱状上皮。杯状细胞、腺体和软骨片均消失。平滑肌相对增多而形成完整的环形层（图16-3）。

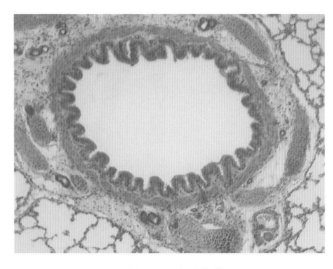

图16-2 细支气管

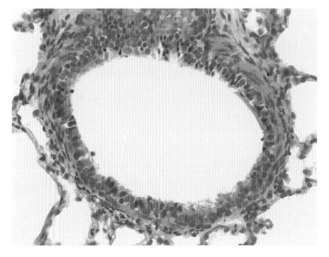

图16-3 终末细支气管

微课：肺

数字切片：肺

2. 呼吸部 包括呼吸性细支气管、肺泡管、肺泡囊和肺泡，因其各段均有进行气体交换功能的肺泡，故称为呼吸部（图16-4）。

（1）呼吸性细支气管：管腔与肺泡管相连或肺泡直接开口于管壁上，故管壁不完整。管壁被覆单层立方上皮，在肺泡开口处移行为单层扁平上皮，上皮下有少量平滑肌和结缔组织环绕。有时可见细支气管、终末细支气管、呼吸性支气管、肺泡管、肺泡囊和肺泡相通连的纵切面，可观察管壁的过渡变化。

（2）肺泡管：纵切面较大、较长，管壁上有许多肺泡的开口。在相邻肺泡开口之间的管壁结构呈结节状膨大，内含弹性纤维与平滑肌纤维，外覆单层立方或扁平上皮。结节状膨大是肺泡管与肺泡囊区别的主要标志。

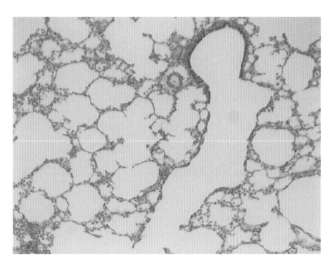

图16-4 肺呼吸部

（3）肺泡囊：位于肺泡管末端，为数个肺泡共同开口的地方。肺泡开口之间无结节状膨大。

（4）肺泡：肺实质中大小不等、形状不一的空泡状结构均是肺泡，为多面形、半球形或圆形的薄壁囊泡，一侧开口，可与呼吸性细支气管、肺泡管或肺泡囊通连。肺泡腔面衬有一层肺泡上皮细胞，相邻肺泡之间薄层结缔组织为肺泡隔。

【高倍镜观察】高倍镜下观察的内容如下。

1. **肺泡隔** 在肺泡隔内可见毛细血管切面、弹性纤维和少量胶原纤维（用特殊染色方法才易看清）。

2. **肺泡上皮** 由Ⅰ型肺泡细胞和Ⅱ型肺泡细胞组成，Ⅰ型肺泡细胞扁平，含核部稍厚，向肺泡腔内突出，其余部分很薄，因肺泡隔也很薄，肺泡上皮与毛细血管内皮紧密相贴，故根据细胞核也不易确定是Ⅰ型肺泡细胞还是内皮细胞。Ⅱ型肺泡细胞又称为分泌细胞，细胞呈立方形或圆形，核大而圆形，胞质着色浅，呈泡沫状。

3. **尘细胞** 在肺泡腔或肺泡隔内，为吞噬尘埃颗粒的肺巨噬细胞，细胞呈椭圆形或不规则形，胞质内含有大量棕黑色颗粒，即所吞噬的尘埃颗粒，细胞核有时被颗粒遮盖不易分辨（图16-5）。

（二）观察模型

观察早期胚胎发生模型16、17（见第20章），辨认喉气管憩室、肺芽，描述肺的发生和演变过程。

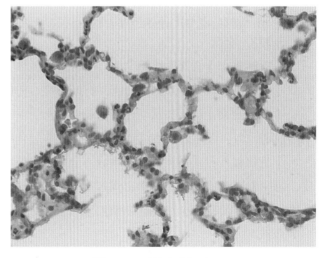

图16-5 肺泡和尘细胞

（三）示教标本

示教1　肺血管注射

【观察重点】肺内血管分布。

【材料与方法】将染料注射到动物肺血管内，以显示血管分布。其步骤为：①麻醉动物，固定在枷板上。②自肺动脉或心脏向血管内注射37～40 ℃的生理盐水，冲洗出血管内血液。③待流出的液体无血色时，注射染料卡红，结扎肺动脉和肺静脉。④Susa固定液固定，取肺组织，石蜡包埋、切片，切片厚12～15 μm。

【低倍镜观察】肺组织内充满红色染料的腔隙为血管。组织用苏木精复染，各种细胞核呈蓝色，胞质浅红。

示教2　嗅黏膜

【观察重点】黏膜的组织结构。

【材料与方法】狗的嗅黏膜，石蜡切片，HE染色。

【肉眼观察】为一条细长组织，紫色边缘部位即黏膜面。

数字切片：嗅黏膜

【低倍镜观察】低倍镜下观察的内容如下。

1. 上皮　为较厚的假复层柱状上皮。

2. 固有层　由疏松结缔组织组成，其内有血管、成束的无髓神经纤维和浆液性嗅腺。

【高倍镜观察】高倍镜下观察的内容如下。

1. 嗅上皮　是特化的假复层柱状上皮，由嗅细胞、柱状的支持细胞和锥形的基细胞组成。后两种细胞和一般假复层柱状上皮的细胞相似。嗅细胞胞体呈梭形，胞质着色较深，胞核圆或椭圆形，位于上皮的中部，染色质较致密。细胞顶端有嗅毛，但不易分辨。

2. 嗅腺

（1）腺细胞：腺上皮细胞呈柱状或锥状，胞质嗜酸性，顶部可见棕黄色色素颗粒。

（2）导管：为扁平上皮构成的管道，一端与腺细胞接连，另一端开口于上皮表面。

示教3　会厌

【观察重点】会厌的组织结构。

【材料与方法】人或狗的会厌，石蜡切片，矢状纵切面，HE染色。

【肉眼观察】会厌矢状切面，呈长椭圆形，一端较圆，为会厌的游离端；另一端不规则，为会厌连到喉的切面。表面有黏膜，中间有弹性软骨支持。

数字切片：会厌软骨

【低倍镜观察】会厌舌面及喉面。会厌舌面及喉面上部黏膜上皮为复层扁平上皮。舌面上皮基底部起伏不平，固有层有乳头伸入。会厌的喉面下部黏膜上皮为假复层纤毛柱状上皮。会厌各部黏膜固有层均为疏松结缔组织，内含较多弹性纤维、混合性腺和淋巴组织。

示教4　喉

【观察重点】喉组织结构。

【材料与方法】人的喉头左或右侧半，石蜡切片，冠状切面，HE染色。

【肉眼观察】切片一面较平整为喉壁的构造（此处甲状软骨未切上）；另一面凹凸不平为喉黏膜面，凹陷处为喉室，其上下各有一个黏膜突起形成的皱襞，下面皱襞色较浅且厚的为声襞，上面皱襞稍薄且色较深为室襞。

数字切片：喉

【低倍镜观察】声襞和室襞的结构基本特点。

1. 室襞

（1）黏膜：被覆假复层纤毛柱状上皮。固有层为致密结缔组织，纤维较纤细且致密，其中含有弥散的淋巴细胞。

（2）黏膜下层：为疏松结缔组织，其中含有混合性腺体，黏膜与黏膜下层之间无明显界线。

（3）外膜：由结缔组织和软骨组成（软骨未切到）。

2. 声襞

（1）黏膜：

1）上皮：声襞膜部上皮为复层扁平上皮，软骨部上皮为假复层纤毛柱状上皮。

2）固有层：内含大量横切的弹性纤维，有时可见少量游离的淋巴组织，没有腺体。固有层下方的骨骼肌构成声带肌。

（2）黏膜下层：由结缔组织构成，内含混合性腺体。

（3）外膜：由软骨和骨骼肌组成。

（四）电镜图

电镜下观察Ⅱ型肺泡细胞，如图16-6所示，重点观察嗜锇性板层小体。

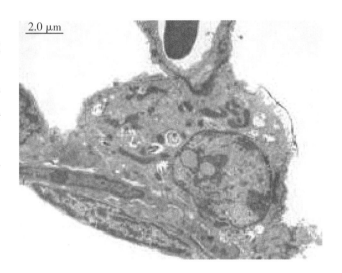

2.0 μm

图16-6　Ⅱ型肺泡细胞透射电镜图

联系临床

患儿，男，3岁。以"咳嗽、咳痰、气喘9天，加重3天"为主诉入院，体温39 ℃，脉搏165次/min，呼吸30次/min。患儿呼吸急促、面色苍白，口周围青紫，精神萎靡，鼻翼扇动。

体格检查：两肺背侧下部可闻及湿啰音。心率165次/min，心音钝，心律齐。

辅助检查：血常规显示白细胞24×10^9/L，中性粒细胞百分比83%，淋巴细胞百分比17%。X线胸片显示左右肺下叶可见灶状阴影。

临床诊断为小叶性肺炎、心力衰竭。入院后曾用抗生素及对症治疗，但患者病情逐渐加重，经治疗无效死亡。

尸检摘要：左、右肺下叶背侧实变，切面可见粟粒大小、散在分布的灰黄色病灶。有的病灶融合成蚕豆大小，边界不整，略突出于表面，镜下病变呈灶状分布，病灶中可见细支气管管壁充血并有中性粒细胞浸润，管腔中充满大量中性粒细胞及脱落的上皮细胞。病灶周围的肺泡腔内可见浆液和炎细胞。

临床诊断：小叶性肺炎。

临床聚焦：小叶性肺炎

讨论分析：

（1）光镜下怎样分辨肺呼吸部各段结构？

（2）结合典型病例，分析小叶性肺炎主要侵犯肺部哪些结构。

 知识拓展

抗击疫情，你我同行

抗击疫情，需要你我同行

　　新型冠状病毒肺炎是由新型冠状病毒引发的肺部感染，具有较强的传染性，其病理改变主要呈现弥漫性的肺泡损伤和渗出性肺泡炎，大量肺间质纤维化。患者感染后可出现发热、咳嗽等症状，严重者伴有急性呼吸衰竭、急性呼吸窘迫综合征或感染性休克，疾病预后差且死亡率高。

　　疫情发生以来，无数医务工作者"逆行"冲锋，他们知重负重、勇毅前行，为抗击疫情，救治患者做出了很大的牺牲和努力，他们是新时代"最可爱"的人。医务工作者救死扶伤不是为了赞美，是为了恪守当初的誓言，是为了守护人民健康幸福。

　　作为医学生，未来也将步入医疗事业，因此应当学习医务工作者们献身医疗，抗击疫情的大无畏精神，忠于医学生誓言，为祖国医药卫生事业的发展和人类身心健康奋斗终生。

课后练习

（一）观察

在虚拟仿真实验平台上观察气管和肺的组织切片。

（二）绘图

绘制高倍镜下的肺泡，并标注Ⅰ型肺泡细胞、Ⅱ型肺泡细胞。

（三）单选题

1. 不属于终末细支气管的结构特点的是（　　　）。

A. 管壁完整、可见软骨片　　　　B. 单层纤毛柱状上皮　　　　C. 无杯状细胞

D. 无腺体　　　　　　　　　　　E. 平滑肌形成完整的环形

2. 肺小叶是（　　　）。

A. 小支气管和与它相连的各级分支和肺泡

B. 细支气管和与它相连的各级分支和肺泡

C. 终末细支气管和与它相连的各级分支和肺泡

D. 呼吸性支气管和与它相连的各级分支和肺泡

E. 肺泡管分支和肺泡

3. Ⅰ型肺泡上皮的主要功能是（　　　）。

A. 覆盖肺泡表面，构成气体交换的主要细胞

B. 分泌肺泡生物活性物质

C. 吞噬肺内细菌、异物

D. 合成前列腺素

E. 分泌多肽类激素

4. 哮喘是哪种支气管管壁平滑肌发生痉挛性收缩而致（　　　）。

A. 支气管　　　　　　　　B. 小支气管　　　　　　　　C. 细支气管

D. 呼吸性细支气管　　　　E. 肺泡管

5. 肺泡内巨噬细胞又称为（　　　）。

A. 肺泡巨噬细胞　　　　　B. 库普弗细胞　　　　　　　C. 尘细胞

D. 心力衰竭细胞　　　　　E. 朗格汉斯细胞

6. 肺泡表面活性物质的分泌细胞是（　　　）。

A. 克拉拉细胞　　　　　　B. 小颗粒细胞　　　　　　　C. Ⅰ型肺泡细胞

D. Ⅱ型肺泡细胞　　　　　E. 肺巨噬细胞

（四）识图题

请写出图16-7中1、2、3、4所指示的结构名称。

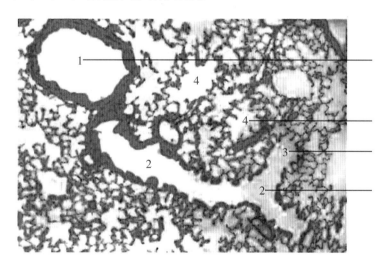

图16-7　肺

第17章 泌尿系统

——机体内环境的维护者

泌尿系统（urinary system）包括肾脏、输尿管、膀胱和尿道。肾脏为实质性器官，表面覆盖被膜，被膜下为实质，可分为皮质和髓质两部分。实质包括肾单位和集合管，肾单位由肾小体和肾小管组成。肾小管包括近端小管曲部与直部、细段和远端小管直部与曲部，其主要功能为产生尿液，排出体内代谢废物，调节水、盐代谢和离子平衡；还能分泌多种生物活性物质。输尿管、膀胱和尿道为排尿管道。

泌尿系统的主要器官来源于间介中胚层。胚胎发育至第4周初，间介中胚层分化为头段的生肾节和尾段的生肾索。第4周末，生肾索继续增生，凸向胚内体腔，分化形成尿生殖腺嵴。而后出现一纵沟将尿生殖腺嵴分为外侧粗而长的中肾嵴和内侧细而短的生殖腺嵴。其中，中肾嵴为泌尿系统的原基。在肾的发生过程中，相继出现前肾、中肾和后肾。前肾形成后不久发生退化；中肾除中肾管和尾端少数的中肾小管外，大部分退化；后肾形成人体永久肾。胚胎发育至第5周初，中肾管末端近泄殖腔处发出一盲管样结构，称为输尿管芽，该结构为输尿管的原基。在输尿管芽的诱导下，周围的间充质细胞向其末端聚集、包绕，形成生后肾组织，二者相互诱导、共同分化形成肾脏。胚胎发生至第4～7周时，泄殖腔被分隔为背侧的原始直肠和腹侧的尿生殖窦。尿生殖窦分为3段，上段发育为膀胱；中段在男性形成尿道前列腺部和膜部，在女性形成尿道；下段在男性形成尿道海绵体部。

 实验目的

1. 知识目标
（1）观察并辨识肾脏组织结构，能阐述肾小体、肾小管、集合管的结构特点和功能。

（2）观察并区分输尿管和膀胱管壁结构。

（3）观察人胚早期发生模型，解释肾、输尿管、膀胱的发生。

2. 能力目标
（1）综合分析、比较肾的正常组织结构与其功能之间的内在联系。

（2）辨别泌尿管道与其他系统中空性器官管壁结构的差别。

3. 素质目标　关爱慢性肾病群体，尊重生命，树立医者仁心的责任意识、工匠精神。

实验内容

（一）观察标本

标本1　肾脏

【观察重点】肾小体，致密斑，肾小管各段。

【材料与方法】人或狗肾的一部分，石蜡切片，HE染色。

【肉眼观察】标本为楔形，中间可见大腔，为弓形血管，是皮质和髓质的分界；浅部深红色是皮质，其中可见呈圆点状分布的肾小体；深部着色较浅为髓质（肾锥体），锥体旁染色深的是肾柱。

【低倍镜观察】首先区别被膜、皮质和髓质（图17-1、图17-2）。

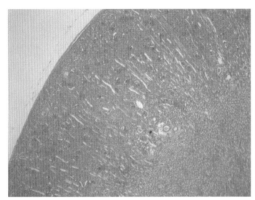
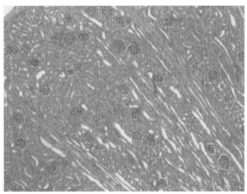

图17-1　肾皮质和髓质　　　　图17-2　皮质迷路和髓放线

微课：肾

数字切片：肾

1. **被膜**　薄层致密结缔组织构成的纤维膜。

2. **皮质**　位于被膜深部，包括皮质迷路和髓放线两种结构。

（1）皮质迷路：为含有圆形的肾小体、着深红色的近曲小管及着色较浅的远曲小管的区域。

（2）髓放线：位于皮质迷路之间，含许多平行管道，可切成纵、横或斜切面。

3. **髓质**　镜下为横切或纵切的管道，包括近直小管、细段、远直小管和集合管。

【高倍镜观察】选择视野，仔细观察以下结构（图17-3、图17-4）。

1. **皮质迷路**

（1）肾小体：由血管球和肾小囊组成。有微动脉出入的一侧称为血管极，肾小囊和近曲小管相通的一侧为尿极，该处单层扁平上皮变为单层立方上皮，肾小囊腔与肾小管管腔相延续。

1）血管球：肾小体中心的一团毛细血管，称为血管球。毛细血管间有球内系膜，球内系膜细胞核小而圆，着色最深。

2）肾小囊：包绕在血管球外，分脏、壁两层，其间为肾小囊腔。壁层为单层扁平上皮，脏层紧贴在血管球毛细血管基膜外，由足细胞构成，足细胞面向肾小囊腔，核较大，着色最浅，突向囊腔，常难以辨认。

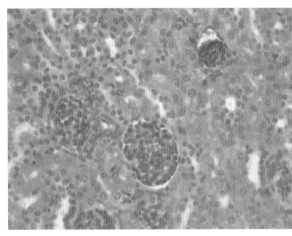

图17-3　皮质迷路

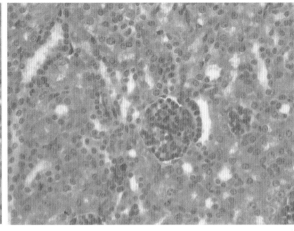

图17-4　致密斑

（2）近曲小管：切面很多，形状不一，管壁较厚，管腔小而不规则，由单层立方或锥形上皮围成，细胞较大，细胞分界不清，胞质具有强嗜酸性，染成深红色。切面上胞核排列稀疏，核圆，近基底，细胞游离面可见刷状缘，在电镜下，刷状缘是由大量较长微绒毛整齐排列而成（增大表面积）；基底部有纵纹（质膜内褶，扩大基底部离子交换面积）。近曲小管的生理功能主要有重吸收几乎全部葡萄糖、氨基酸、蛋白质，以及大部分的水、离子和尿素等；分泌H^+、氨、肌酐和马尿酸等；转运和排出血液中的酚磺酞和青霉素等药物。

（3）远曲小管：与近曲小管相比，切面较少，管腔大，较规则。管壁上皮细胞为立方形，胞核较密集，核圆，位于中央，排列整齐，细胞分界较清，胞质具有弱嗜酸性，呈浅红色，游离面无刷状缘，基底纵纹较多。远曲小管为离子交换的重要部位，主要有重吸收Na^+、水，分泌K^+、H^+、氨等功能，维持体液酸碱平衡；分泌醛固酮（保Na^+、排K^+）、抗利尿激素（重吸收水）。

（4）球旁复合体：包括球旁细胞、致密斑与球外系膜细胞。

1）球旁细胞：近血管球处入球微动脉壁上，平滑肌细胞呈上皮样改变，体积略大，呈立方形或多边形，胞质丰富，弱嗜碱性，切片上很难见到。可分泌肾素，有促进血管平滑肌收缩，保Na^+、排K^+，增加血容量等作用。

2）致密斑：远曲小管在靠近肾小体血管极侧的上皮细胞变为高柱状，核呈椭圆形、排列紧密，位于顶部。其功能主要有感受远曲小管内钠离子浓度变化，调节肾素的分泌水平。

3）球外系膜细胞（极垫细胞）：位于出、入球微动脉和致密斑围成的三角区域内的一群小细胞，核卵圆形，染色较深，功能不详，切片上不易见到。

2. 髓放线

（1）近端小管直部：其特点与近曲小管相似，细胞界线不清，细胞呈立方形或锥体形，胞质嗜酸性，腔面呈不规则状。电镜下游离面有微绒毛，但较少。

（2）远端小管直部：与近端小管直部相比较，管腔较大，细胞较矮小，胞质弱嗜酸性，胞核近腔面。电镜下，微绒毛少且短小，基部质膜内褶很发达。主要有重吸收Na^+，不吸收水，使间质高渗、尿液浓缩的功能。

（3）集合管：上皮由单层立方增高为单层柱状，细胞界线清楚，核圆，染色较深，居中或靠近基底部，胞质清亮。其功能受心房钠尿肽的调节，可减少集合管重吸收水，使尿量增多。

3.髓质　主要由集合管构成，管壁为单层立方或柱状上皮，胞质清亮，细胞分界清楚。

近皮质部可见近端小管直部、远端小管直部和细段。

（1）细段：细段管腔小，管壁为单层扁平上皮（注意与毛细血管区别），胞核突向管腔，细胞质染色浅，无刷状缘，细胞界线不清。

（2）近端小管直部及远端小管直部：同髓放线。

（3）集合管：上皮由立方变为柱状，细胞分界清楚。胞核圆，染色较深，居中，胞质染色浅于远端小管，可呈粉红色，甚至清亮。集合管从髓放线延伸到髓质深处，管腔较大，并逐渐增粗；管壁上皮由单层立方逐渐增高为柱状，近肾锥体乳头处为单层高柱状，称乳头管，开口于肾锥体顶端（图17-5）。

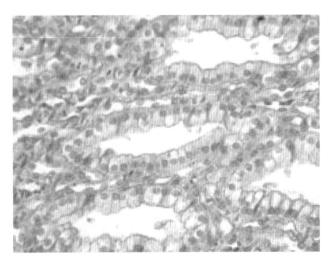

图17-5　集合管

标本2　膀胱

【观察重点】膀胱壁。

【材料与方法】狗的空虚状态下的膀胱，石蜡切片，HE染色。

【肉眼观察】标本一侧有紫色线条，起伏不平，为腔面。

【低倍镜观察】本切片为空虚状态的膀胱壁，腔面可见几个皱襞（图17-6）。管壁组织结构分为3层。

1.黏膜　变移上皮层数较多，基底较平直。固有层结缔组织细密。

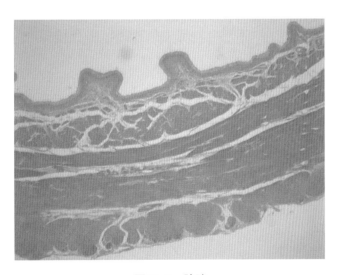

图17-6　膀胱

微课：膀胱

数字切片：膀胱

2.**肌层** 为厚的平滑肌层，可分为内纵、中环、外纵 3 层平滑肌，各层肌纤维相互交错，分界不清晰。中环肌层在尿道内口增厚为括约肌。

3.**外膜** 为纤维膜，膀胱顶部为浆膜。

【高倍镜观察】变移上皮5~6层（人的变移上皮可达8~10层），表层细胞大，呈大立方形，核圆，可见双核，称为盖细胞。细胞游离缘染色深，称为壳层，有防止膀胱内尿液侵蚀的作用。有些地方表层细胞为长方形，核卵圆，深染。充盈状态下的膀胱壁、黏膜皱襞减少或消失；上皮变薄，较平，仅有2~3层细胞，盖细胞也变扁（图17-7）。

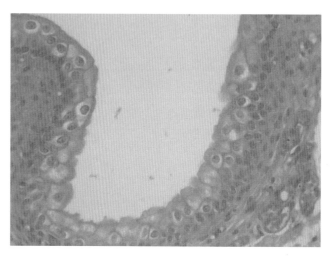

图17-7 变移上皮（空虚状态）

标本3 输尿管

【观察重点】输尿管管壁。

【材料与方法】人或狗输尿管的一段，石蜡切片，HE染色。

【肉眼观察】呈圆形，腔小壁厚，腔面有不规则的皱襞。

【低倍镜观察】管壁分为3层，从腔面向外依次为黏膜、肌层和外膜（图17-8）。

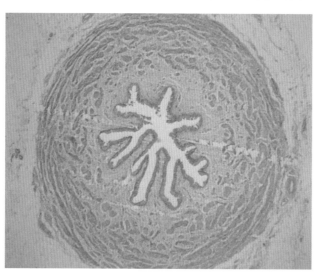

图17-8 输尿管

微课：输尿管

数字切片：输尿管

1. **黏膜**　上皮为变移上皮，为4～5层，基膜不明显。固有层由细密结缔组织构成。

2. **肌层**　为内纵、外环的平滑肌，而在输尿管下1/3段，呈内纵、中环、外纵，纵肌较少。

3. **外膜**　为疏松结缔组织，含较多脂肪细胞，与周围结缔组织相移行。

（二）观察模型

观察早期胚胎发生模型15、16、17（见第20章），辨认前肾、中肾、后肾、输尿管芽、泄殖腔、尿生殖窦，描述肾、输尿管、膀胱、尿道的发生和演变过程。

（三）示教标本

示教1　球旁细胞

【观察重点】球旁细胞。

【材料与方法】小鼠肾脏以Helly固定液固定，以Bowie法染色。

油镜观察：在低倍镜下找到球旁细胞后转换成油镜观察，在近血管球血管极处的入球微动脉处，中膜平滑肌特化成上皮样细胞，即球旁细胞。球旁细胞核呈圆形或椭圆形，胞质较多，内含大量蓝紫色颗粒。

示教2　肾血管注射标本

【观察重点】肾血管分布走向。

【材料与方法】经肾动脉向肾内灌注红色的卡红染料，然后取肾做成厚片。

【低倍镜观察】可见肾内各级血管腔内均充满红色染料，据此可了解肾的血管分布，血管球为一团丝球状的毛细血管，与入球微动脉和出球微动脉相连（图17–9）。

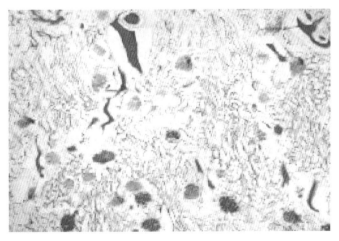

图17–9　肾皮质血管灌注卡红

示教3　肾脏PAS反应标本

【观察重点】肾内PAS阳性反应物质分布。

【材料与方法】狗的肾脏，Carnoy固定液固定，石蜡切片，进行PAS反应。

【低倍镜观察】肾内PAS阳性反应物质呈紫红色沉淀。主要见于肾小囊壁层基膜，血管球基膜，各段肾小管基膜，近曲小管刷状缘，球旁细胞胞质分泌颗粒。

（四）电镜图

（1）电镜下观察肾皮质迷路血管，如图17-10所示，重点观察小叶间动脉、入球微动脉、毛细血管球、出球微动脉。

（2）电镜下观察滤过屏障，如图17-11所示，重点观察有孔内皮、基膜、足细胞裂孔膜、肾小囊腔。

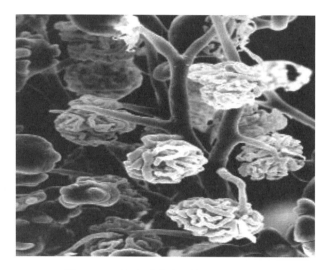

图17-10　肾皮质迷路血管铸型扫描电镜图

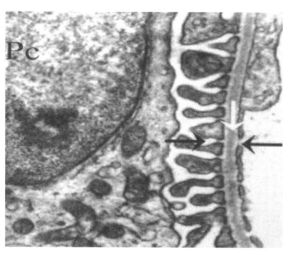

图17-11　滤过屏障透射电镜图

足细胞（Pc），裂孔（向右黑箭头），有孔内皮（向左黑箭头），基膜（白箭头）

联系临床

患者，男，48岁，因间断性眼睑水肿3年，血压持续升高2年，多尿、夜尿2个月，尿量明显减少3天入院。患者诉10岁时曾患"肾炎"，经住院治疗痊愈。

体格检查：神志清、精神差，体温正常，血压192/135 mmHg。

辅助检查：血红蛋白70 g/L；尿比重1.008，尿蛋白（+++），颗粒管型（+），脓细胞（-）；血非蛋白氮（NPN）214 mmol/L。

患者入院后经抢救治疗，于第5天出现嗜睡及心包摩擦音，第7天出现昏迷，第8天死亡。

尸检摘要：左肾重37 g，右肾重34 g；两肾体积明显缩小，表面呈细颗粒状，无瘢痕，切面见肾实质变薄，皮质、髓质分界不清，肾盂黏膜稍增厚但不粗糙。镜下见多数肾小球萎缩、纤维化、硬化，肾小管萎缩。间质纤维组织明显增生及淋巴细胞浸润；残留肾小球体积增大，肾小管扩张；间质小动脉壁硬化，管腔狭小。心脏重450 g，心包脏层粗糙，有少量纤维蛋白附着，并有少量出血点，左心室壁增厚，左、右心室稍扩张。脑重1 600 g，脑回增宽，脑沟变浅。

临床诊断：慢性肾小球肾炎。

讨论分析：

（1）分析肾脏哪些结构异常改变可导致慢性肾小球肾炎。

临床聚焦：肾小球肾炎

（2）结合慢性肾小球肾炎的组织病理学改变解释其临床表现。

（3）阐述慢性肾小球肾炎发生、发展过程，分析该疾病的诊断依据和治疗原则。

 知识拓展

尊重生命，医者仁心

关爱肾病患者

　　肾脏病往往起病隐匿，早期临床症状不明显，以致很多患者一经发现就已进入了肾衰竭乃至尿毒症期，重者威胁患者生命。目前全球约1/10的成年人患有慢性肾脏病（CKD），预计到2040年，CKD将发展为全球第五大致死性疾病。在我国，肾脏病患者已接近 1.32 亿，且致残、致死率增速位居慢性病之首。在高收入国家，透析和肾移植患者不到总人口数的0.03%，却占据每年医疗预算的2% ~ 3%。而在低收入和中等收入国家，大多数肾衰竭患者没有足够机会通过透析和肾移植来维持生命。

　　作为一名医学生，除了要学习和掌握医学知识和技能外，还要有仁心，这样才能在未来的工作中更好地担当起救死扶伤的责任。此外，还要懂得尊重生命，关心弱势群体，对患者做到感同身受，能深切体察到患者身体的痛苦和心理的痛苦，并给予充分的理解、同情和人文关怀。

　　医学生平时可以关注中国宋庆龄基金会设立的"橙心关爱——慢性肾脏病患者教育"等公益项目及相关公益教育网站，利用所学知识积极参与公益活动。

课后练习

（一）观察

在虚拟仿真实验平台上观察肾脏、膀胱、输尿管切片。

（二）绘图

绘制高倍镜下肾单位各组成部分，并标注其结构。

（三）单选题

1. 髓放线内无哪种结构分布（　　）。

A. 近曲小管直部　　　　　　B. 远曲小管直部　　　　　　C. 集合管

D. 细段　　　　　　　　　　E. 乳头管

2. 关于血管球的描述，哪项错误（　　）。

A. 由网状毛细血管祥组成　　B. 与肾小体尿极相连

C. 毛细血管为有孔型　　　　D. 血管系膜位于毛细血管之间

E. 基膜较厚

3. 下列哪项不属于光镜下近曲小管的结构特点（　　　）。

A. 腔小而规则　　　　　　　B. 细胞分界不清　　　　　　　C. 胞质嗜酸性较强

D. 游离面有刷状缘　　　　　E. 基底部有纵纹

4. 关于致密斑，下列说法错误的是（　　　）。

A. 由高柱状上皮细胞形成的椭圆形斑

B. 游离面无刷状缘

C. 基膜常不完整

D. 能吸收管腔内的电解质

E. 是一种离子感受器

5. 与远端小管相比，近端小管的结构特点是（　　　）。

A. 胞质染色较浅　　　　　　B. 上皮细胞分界较明显　　　　C. 上皮细胞基部纵纹较清楚

D. 无刷状缘　　　　　　　　E. 细胞侧面伸出许多侧突

6. 足细胞（　　　）。

A. 是一种间质细胞

B. 胞体大，突向肾小囊腔

C. 突起附在血管球毛细血管的外面

D. 表面的唾液酸糖蛋白带负电荷

E. 胞质内的微丝收缩可使突起活动

（四）识图题

请写出图17-12中线条所指的结构名称。

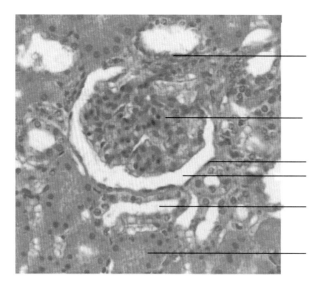

图17-12　皮质迷路

第18章　男性生殖系统

——繁衍生息，精自何来

男性生殖系统（male reproductive system）分为内生殖器和外生殖器两部分。内生殖器包括生殖腺（睾丸）、生殖管道（附睾、输精管和射精管等）和附属腺（精囊、前列腺和尿道球腺）；外生殖器包括阴囊和阴茎。

生殖腺由生殖腺嵴表面的体腔上皮、上皮下的间充质细胞和迁入的原始生殖细胞共同发育而成。人胚第5周，生殖腺嵴表面上皮细胞增生并伸入下方的间充质构成初级性索。胚胎发育第6周时，生殖腺无性别特征，称未分化性腺。此时，胚体内已先后出现左、右两对生殖管道，即中肾管和中肾旁管。第7周以后，在Y染色体短臂上性别决定区编码的睾丸决定因子的作用下，未分化性腺向睾丸方向分化。随后，初级性索上皮细胞演变成支持细胞；迁入初级性索的原始生殖细胞增殖分化为精原细胞；间充质细胞分化为睾丸间质细胞。睾丸形成后，在支持细胞产生的抗中肾旁管激素的作用下，中肾旁管退化；在睾丸间质细胞分泌的雄激素的作用下，中肾管延长弯曲分化为附睾管、输精管、精囊和射精管，附睾的输出小管由与睾丸相邻的10余条中肾小管分化形成。

实验目的

1. 知识目标
（1）观察、辨识睾丸并确认各级生精细胞、支持细胞和间质细胞的结构特点。

（2）观察并辨认附睾、前列腺结构特点。

（3）观察生殖腺嵴模型，概述睾丸的发生。

2. 能力目标　比较正常及畸形精子的形态结构，总结导致男性不育症的危险因素。

3. 素质目标　培养学生建立科学思维，培养创新精神。

实验内容

（一）观察标本

标本1　睾丸

【观察重点】生精小管（精原细胞、初级精母细胞、精子细胞、精子和支持细胞），睾丸间质（间质细胞）。

【材料与方法】鼠的睾丸，石蜡切片，HE染色。

【肉眼观察】此标本为半椭圆形。睾丸外表面包有一层染成红色的白膜，白膜下可见大量生精小管切面，生精小管间着色较浅的为睾丸间质。

【低倍镜观察】睾丸表面覆有一层浆膜为鞘膜脏层，内贴着致密结缔组织构成的白膜，再向内可见许多腔面不规则、上皮厚薄不均的生精小管切面，以及其间的睾丸间质（疏松结缔组织）。生精小管的周边为一层粉红色的基膜，紧贴基膜外侧有呈梭形的细胞，即肌样细胞（图18-1）。

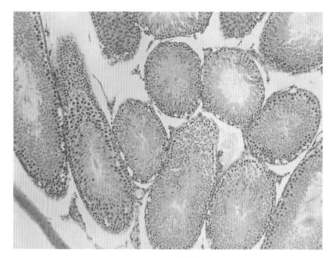

图18-1　睾丸

数字切片：睾丸

【高倍镜观察】各级生精细胞、支持细胞及睾丸间质细胞（图18-2）。

1. **生精小管**　管壁为生精上皮，生精上皮由5～8层生精细胞和支持细胞构成。

（1）生精细胞：从生精小管基底部至管腔面依次可见以下结构。

1）精原细胞：紧贴基膜，细胞体积较小，呈圆形或卵圆形，有A、B两种类型。核圆形或卵圆形，着色深浅不一。有时可见有丝分裂，胞质染色淡。

2）初级精母细胞：位于精原细胞近腔侧，细胞体积较大，呈圆形；核大而圆，核内有粗大的染色体交织成丝球状。

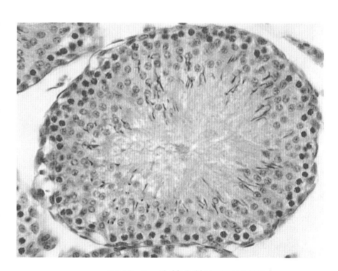

图18-2　生精小管和间质细胞

3）次级精母细胞：位置靠近腔面，细胞大小似精原细胞，呈圆形；核也较小，圆形，染色较深。由于其存在时间较短，在切片中不易见到。

4）精子细胞：靠近管腔，细胞体积较小，成群存在。变态早期者核圆而小，着色较深；中后期者核变长、变小。

5）精子：可见变态中的各期精子。在切片中可分出头和尾部。精子头呈芝麻粒形，紫蓝色，位于管腔的表面，附于支持细胞顶端，尾部游离于腔内，常被切断。

（2）支持细胞：位于生精细胞之间，细胞呈不规则长锥体形，坐落于基膜上，顶端可伸达腔面。光镜下细胞轮廓不清，只能根据核的形态分辨；核较大，呈不规则形或三角形，染色浅，其长轴与基膜垂直，核仁明显；核周有较多胞质。对生精细胞起支持和营养作用。

2. 睾丸间质　生精小管间的疏松结缔组织，着色较浅。其内可见睾丸间质细胞，常三五成群。细胞呈圆形或多边形，体积较大；核圆，着色浅，多偏于一侧，核仁明显，偏于核一侧。可以分泌雄激素。

标本2　附睾

【观察重点】附睾管，输出小管。

【材料与方法】狗的附睾，石蜡切片，HE染色。

【肉眼观察】此标本为椭圆形。

微课：附睾

【低倍镜观察】根据所切附睾部位的不同，镜下看到的结构也不相同。如切到的是附睾体、尾部，看到的是附睾管，其特点为腔大而规则，腔内可见被染为粉红色的分泌物及大量精子。如切到的是附睾的头部，则主要是输出小管，其特点为腔小而不规则。

【高倍镜观察】主要观察附睾管（图18-3）和输出小管（18-4）。

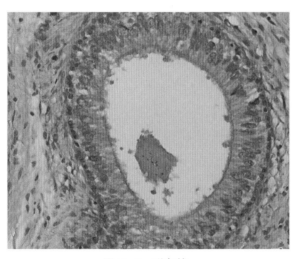

图18-3　附睾管

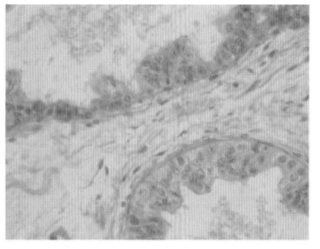

图18-4　输出小管

1. 附睾管　管壁上皮为假复层柱状上皮，由主细胞和基细胞组成。上皮外侧有薄层平滑肌和疏松结缔组织，附睾管腔中含有染为粉红色的分泌物及大量精子。

（1）基细胞：位于基膜上，在标本上只能见到一行排列整齐的体积小、呈圆形的细胞核。

（2）主细胞：位于近游离面，细胞呈高柱状，核呈椭圆形、色浅，细胞顶端有排列整齐的静纤毛。

2. 输出小管　管壁上皮由两种细胞组成。

（1）低柱状分泌细胞：胞核靠近基底部，细胞顶端可见泡状分泌物。

（2）高柱状纤毛细胞：胞核长，位于细胞近腔面，胞质深染，细胞表面可见纤毛。

因两种细胞相间排列，故腔面不规则。小管周围有少量环形平滑肌纤维。

标本3　前列腺

【观察重点】被膜和支架组织，腺泡。

【材料与方法】人前列腺的一部分，石蜡切片，HE染色。

【肉眼观察】标本一侧表面染为深红色的是被膜，其内有许多大小不一的腔隙，即前列腺腺泡腔，其余染红色的是支架组织。

【低倍镜观察】低倍镜下观察的内容如下。

1. **被膜和支架组织**　表面有致密结缔组织和平滑肌组成的被膜，被膜伸入腺实质，形成支架，约占实质的1/3。

2. **腺泡**　腺泡腔较大，形状不规则，腺上皮和结缔组织形成皱襞突向管腔，腔内可见粉红色分泌物或嗜酸性的前列腺凝固体，它是呈同心圆排列的圆形物质。若凝固体钙化则形成结石。

【高倍镜观察】主要观察腺上皮与腺泡腔内凝固体（图18-5）。

构成腺泡的腺上皮形态不一，多为单层柱状或假复层柱状上皮，亦可有单层立方或单层扁平上皮。腺泡间结缔组织中有平滑肌纤维。

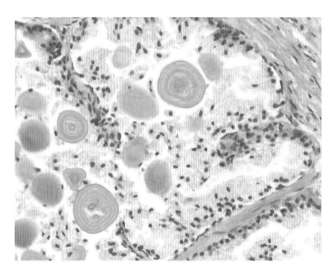

图18-5　前列腺

（二）观察模型

观察早期胚胎发生模型16、17（见第20章），辨认中胚层、生殖腺嵴，理解睾丸和男性生殖管道的发生和演变。

（三）示教标本

示教1　人精液涂片

【观察重点】头部，尾部。

【材料与方法】将人精液涂成薄片，HE染色。

【高倍镜观察】精子头部呈椭圆形，芝麻粒状，染为蓝紫色，顶体部分染色稍浅；尾部细长，呈红色，占精子全长的大部分（图18-6）。

示教2　输精管

【观察重点】管壁分层。

【材料与方法】狗的输精管，石蜡切片，HE染色。

【肉眼观察】标本呈椭圆形，管壁厚、管腔小，腔面蓝色部分为黏膜上皮。

微课：输精管

【低倍镜观察】由腔面向外观察管壁分层（图18-7）。

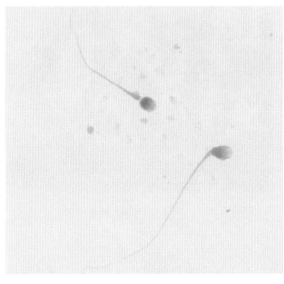

图18-6　人精液涂片

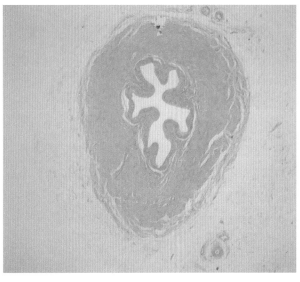

图18-7　输精管

1. **黏膜**　形成许多纵行皱襞，上皮为假复层柱状上皮，上皮外为结缔组织组成的固有层。

2. **肌层**　很厚，由内纵、中环、外纵3层平滑肌构成，中层环形平滑肌很厚是其特点。肌层的强力收缩有助于精子的快速排出。

3. **外膜**　为疏松结缔组织，富含血管。

【高倍镜观察】主要观察黏膜上皮及固有层（图18-8）。

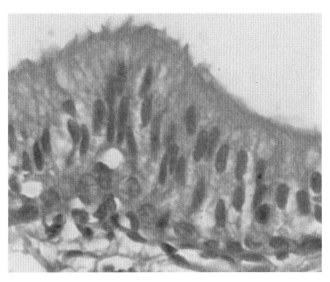

图18-8　输精管上皮

黏膜上皮较薄，为假复层柱状上皮，上皮细胞表面纤毛或有或无。固有层为结缔组织，含血管和丰富的弹性纤维。

示教3　精囊

【观察重点】管壁分层。

【材料与方法】人精囊的一段，石蜡切片，HE染色。

【肉眼观察】可见大小不等、形状不一的数个管腔（实际上精囊只有一个共同相通的管腔，但因其弯弯曲曲走行，故同一切片可见多个管腔）。靠近腔面颜色较深处为腺上皮。

【低倍镜观察】区分管壁分层（图18-9）。

1. **黏膜**　黏膜形成许多高大的皱襞突向管腔，上皮为假复层柱状上皮，腺腔内常有其分泌物，染成红色。固有层很薄。

2. **肌层**　由薄层平滑肌构成。

3. **外膜**　由疏松结缔组织构成。

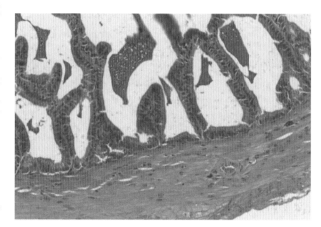

图18-9　精囊

【高倍镜观察】上皮细胞顶端可见有分泌小泡突出，上皮细胞胞质内含有分泌颗粒和黄色脂褐素，但不易分清。

（四）电镜图

电镜下观察人精子，如图18-10所示，重点观察头部（顶体、核）、尾部（颈段、中段、主段）。

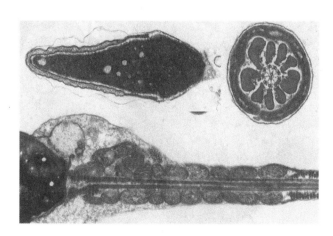

图18-10　人精子透射电镜图

联系临床

患者，男，28岁，结婚3年，2年前其妻子自然流产。患者双侧睾丸大小、质地正常，无压痛。

辅助检查：精子计数8.66×10^6/mL（正常参考范围：$\geq 39 \times 10^6$/mL。精子计数$\leq 20 \times 10^6$/mL为少精症），精子活率55.5%（正常参考范围：$\geq 58\%$），液化时间40 min，活力A级17.5%，B级5.5%（正常参考范围：A级和B级精子的总和$\geq 50\%$或A级精子$\geq 25\%$），畸形率13.3%，抗精子抗体（－）。

临床诊断：少精、弱精、精子活力低。

讨论分析：

（1）试述光镜下如何区分各级生精细胞。

（2）试述正常精子的形态特点。

（3）什么是不育症？导致不育症的常见因素有哪些？

临床聚焦：不育症

知识拓展

热爱科学，崇尚创新

男性不育症科研新进展

性腺分化过程中，支持细胞是睾丸功能的重要调节因子，然而，其在青春期前睾丸发育的调节作用及分子机制尚不清楚。在新生儿睾丸发育过程中，调节性腺细胞增殖和迁移过程的外部因素也未知。

2021年10月，生殖健康研究所袁水桥教授课题组在国际知名期刊 *Theranostics*（IF=11.556）上在线发表研究论文，该论文首次揭示了睾丸支持细胞中的RNA结合蛋白hnRNPU在青春期前睾丸发育中的重要作用，并发现哺乳动物睾丸支持细胞中hnRNPU通过直接调节支持细胞重要标记物Sox8和Sox9的表达以调控睾丸发育的相关靶基因，从而维持睾丸生精小管的生精微环境和生精细胞的正常发育及功能，维持正常的精子发生过程和男性生育能力。

本研究为男性不育症的治疗提供了新的视角。袁水桥教授作为引进的海外优秀人才，回国以后，建立了精子发生与男性不育研究团队，积极致力于男性不育的机制研究，不断取得突破，其不断创新、潜心专研的科学精神值得我们学习。我们应不断培养科学创新精神，提高系统思维能力与创新思维能力，与国家同发展、共前行。

课后练习

（一）观察

在虚拟仿真实验平台上观察睾丸、附睾、前列腺切片。

（二）绘图

绘制高倍镜下的生精小管，并标注其中各种生精细胞和支持细胞。

（三）单选题

1. 以下不属于生精细胞的是（　　　）。

A. 精原细胞　　　　B. 间质细胞　　　　C. 精子　　　　D. 次级精母细胞　　　　E. 精子细胞

2. 细胞呈圆形，体积较大，细胞核大而圆、呈丝球状的是（　　　）。

A. 精原细胞　　　　　　　　B. 次级精母细胞　　　　　　　　C. 精子细胞

D. 初级精母细胞　　　　　　E. 精子

3. 如何在镜下辨认支持细胞（　　　）。

A. 分布于生精小管之间的睾丸间质中

B. 胞体圆形，体积较大，细胞核中染色质呈丝球状

C. 细胞成群分布，呈圆形或多边形，细胞核圆，核仁偏位

D. 分布于生精上皮内，细胞核卵圆形或三角形，体积大、染色浅、核仁明显

E. 蝌蚪状，分头、尾两部

4. 可分泌雄激素的是（　　　）。

A. 睾丸间质细胞　　　　　　B. 支持细胞　　　　　　C. 精子

D. 肌样细胞　　　　　　　　E. 精原细胞

5. 以下哪项不是在镜下区分生精小管和附睾输出小管的依据（　　　）。

A. 生精小管和输出小管均有管腔

B. 生精小管管腔规则，输出小管管腔不规则

C. 生精上皮由5～8层生精细胞和支持细胞组成

D. 输出小管上皮由高柱状纤毛细胞和低柱状分泌细胞相间排列组成

E. 生精小管见于睾丸，输出小管存在于附睾

6. 前列腺凝固体在HE染色切片中呈什么形态（　　　）。

A. 圆形嗜酸性板层状小体　　　　B. 圆形嗜碱性板层状小体　　　　C. 淡黄色液体

D. 粉红色液体　　　　　　　　　E. 蓝紫色板层状小体

7. 圆形的精子细胞转变为蝌蚪状精子的过程称为（　　　）。

A. 精子发生　　　　　　　　B. 精子形成　　　　　　　　C. 精子成熟

D. 精子产生　　　　　　　　E. 以上都不对

8. 睾丸中的支持细胞来源于（　　　）。

A. 初级性索上皮细胞　　　　B. 间充质细胞　　　　　　C. 生殖细胞

D. 次级性索上皮细胞　　　　E. 以上都不对

9. 附睾处的附睾管来源于（　　　）。

A. 中肾管　　　　　　　　　B. 中肾旁管　　　　　　　C. 中肾小管

D. 前肾管　　　　　　　　　E. 以上都不对

10. 以下关于观察男性生殖系统切片的方法错误的是（ ）。

A. 先低倍再高倍，先把握整体结构再辨认具体特征

B. 形态、大小、细胞核、细胞质形态等几方面辨认细胞

C. 学会总结归纳切片主要特征，对比观察

D. 细胞形态都一样，无法分辨

E. 将切片观察与理论知识相联系、结合

（四）识图题

请写出图18-11中线条所指的细胞或结构名称。

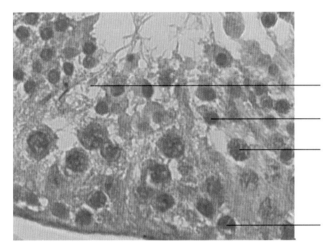

图18-11 睾丸

第 19 章　女性生殖系统

——繁衍生息，卵往何处

女性生殖系统（female reproductive system）分为内生殖器和外生殖器两部分。内生殖器包括生殖腺（卵巢）、生殖管道（输卵管、子宫、阴道）和附属腺；外生殖器为女阴（外阴）。妊娠的子宫内膜参与胎盘的构成，与女性生殖系统有密切关系；乳腺分泌乳汁，是哺育婴儿的器官，它的变化受卵巢与垂体的支配，故在此一并学习。

生殖腺由生殖腺嵴表面的体腔上皮、上皮下的间充质细胞和迁入的原始生殖细胞共同发育而成。人胚第5周，生殖腺嵴表面上皮细胞增生并伸入下方的间充质构成初级性索。胚胎发育第6周时，生殖腺无性别特征，称未分化性腺。此时，胚体内已先后出现左、右两对生殖管道，即中肾管和中肾旁管。由于女性胚胎细胞的性染色体为XX，故其未分化性腺发育为卵巢。人胚第10周后，初级性索退化，未分化性腺的表面上皮增生，再次伸入间充质形成次级性索，也称皮质索。人胚第3~4个月时，次级性索断裂形成许多细胞团，细胞团中央为迁入的原始生殖细胞，会分化为卵原细胞；细胞团周边是一层次级性索上皮细胞分化成的卵泡细胞，二者共同构成原始卵泡。胎儿出生时，卵原细胞已分化为初级卵母细胞，并长期停留在减数第一次分裂前期。卵巢形成后，由于缺乏雄激素，中肾管退化；由于无支持细胞产生的抗中肾旁管激素，中肾旁管进一步发育为女性的输卵管、子宫及阴道穹隆。

 实验目的

1. 知识目标
（1）观察卵巢，对比各级卵泡的结构特点。

（2）观察子宫、输卵管和乳腺，辨认其光镜结构特点。

（3）观察生殖腺嵴模型，概述卵巢的发生。

2. 能力目标　综合分析理解卵巢、子宫与月经周期之间存在的内在联系。

3. 素质目标　培养学生自尊自爱的观念，树立正确的世界观、人生观、价值观。

实验内容

（一）观察标本

标本1　卵巢

【观察重点】原始卵泡，初级卵泡，次级卵泡。

【材料与方法】猫的卵巢，石蜡切片，HE染色。

【肉眼观察】切片略近卵圆形。周围着色深的为皮质，中央色浅的狭窄部分为髓质，有的标本上没有切到髓质。

【低倍镜观察】卵巢表面覆以表面上皮，为单层立方上皮或扁平上皮，上皮下为致密结缔组织构成的白膜。卵巢实质分为周围的皮质与中央的髓质，皮质较厚，内有各级卵泡、黄体和富含基质细胞的结缔组织；髓质由疏松结缔组织构成，内含丰富的血管和淋巴管（图19-1）。

【高倍镜观察】高倍镜下观察的内容如下。

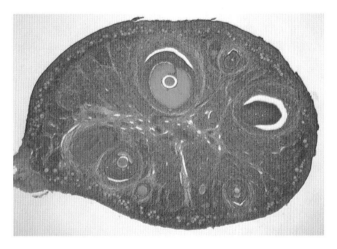

微课：卵巢

数字切片：卵巢

图19-1　卵巢

1. **原始卵泡**　位于皮质浅层，数量很多、体积很小，由一个圆形的初级卵母细胞和其周围一层扁平的卵泡细胞构成。初级卵母细胞体积大，核大而圆，呈空泡状，核仁明显，胞质呈弱嗜酸性；卵泡细胞的界线不清楚，只能见到其卵圆形的细胞核（图19-2）。

2. **初级卵泡**　较原始卵泡大，逐渐移至皮质深层，卵泡周围的基膜较明显。由卵泡中央向周围观察，有以下几种结构（图19-3）。

（1）初级卵母细胞：居中，体积增大，胞质增多；核变大，呈泡状，核仁染色深。

（2）透明带：位于初级卵母细胞与最内层卵泡细胞之间，是一层均质状、嗜酸性、粉红色的膜。

（3）卵泡细胞：细胞由扁平分化为立方形或柱状，并由单层增殖为多层。

（4）卵泡膜：卵泡周围基质中的梭形细胞增殖分化形成卵泡膜。

3. **次级卵泡**　初级卵泡体积进一步增大，卵泡细胞增至6~12层，当卵泡细胞间出现液腔时，称为次级卵泡。找到典型切面观察（图19-4）。

（1）放射冠：是紧贴透明带的一层高柱状、呈放射状排列的卵泡细胞。

（2）卵泡腔：卵泡细胞之间出现大小不等的腔隙，有的已融合成一个新月形的大腔。

（3）卵丘：由于卵泡腔的不断扩大，将初级卵母细胞、放射冠、透明带及部分卵泡细胞推至一侧形成的圆形隆起称卵丘（图19-5）。

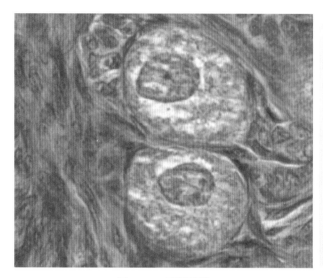

图19-2　原始卵泡

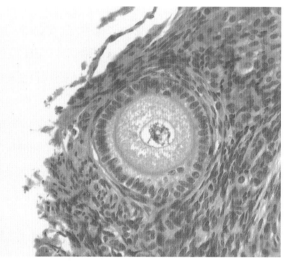

图19-3　初级卵泡

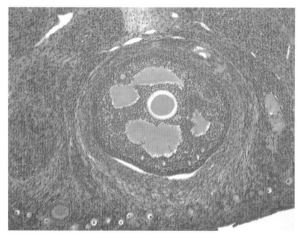

图19-4　次级卵泡

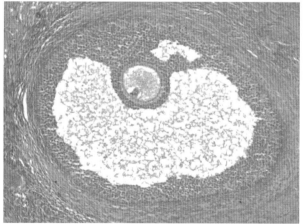

图19-5　卵丘

（4）颗粒层：卵泡腔周边的卵泡细胞构成卵泡壁，卵泡壁的数层密集排列、体积较小、呈颗粒状的卵泡细胞称为颗粒细胞，卵泡壁又称为颗粒层。

（5）卵泡膜：分为内、外两层。内层血管丰富、纤维较少，含多边形的膜细胞（较大，核圆，胞质较多、呈弱嗜酸性）；外层纤维较多、血管少，内有环形平滑肌纤维。

有的次级卵泡未切到卵丘，有的仅切到卵泡壁。

4. 成熟卵泡　存在时间短，不易切到。次级卵泡直径增至2 cm大小并向卵巢表面突出，成为成熟卵泡。排卵前36～48 h，初级卵母细胞完成减数第一次分裂形成次级卵母细胞。初级或次级卵母细胞很大，卵泡腔非常大，颗粒层变薄，透明带增厚，放射冠细胞与卵泡细胞之间出现裂隙，卵丘与颗粒层连接部变窄，准备排卵。

5. **闭锁卵泡**　卵泡在发育的各个阶段均有可能退化，形成闭锁卵泡。如发生在原始卵泡和初级卵泡，则卵母细胞萎缩，由圆形变成不规则，核也变形；卵泡细胞变小而分散，最后变形消失。如发生在次级卵泡和成熟卵泡，卵母细胞也萎缩，周围的透明带凹陷成一嗜酸性、不规则环形的物质；卵泡细胞或颗粒细胞死亡并被巨噬细胞和中性粒细胞吞噬，卵泡腔更凹陷，有时外面围以着色浅、体积较大的细胞，是肥大的卵泡膜内层细胞（图19-6）。

6. **间质腺**　次级卵泡和成熟卵泡退化后，其周围肥大的卵泡膜内层细胞成团地分散在结缔组织中，称为间质腺。细胞体积较大，多边形，核圆形，胞质染色浅，含空泡状脂滴。猫、兔卵巢中的间质腺很发达，人的较少。

7. **黄体**　为很大的淡粉红色细胞团，其外有结缔组织被膜，与周围组织分界清楚，内含颗粒黄体细胞和膜黄体细胞。颗粒黄体细胞数量多，位于黄体中央，细胞体积大，呈多边形，核大，呈圆形或椭圆形，居中，胞质呈粉红色，可见小空泡；膜黄体细胞较少，多位于周边，细胞体积小，形态不规则，胞质和核染色较深（图19-7）。

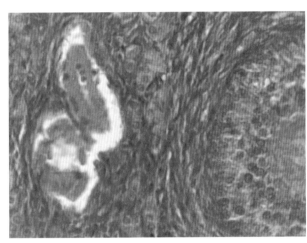

图19-6　闭锁卵泡

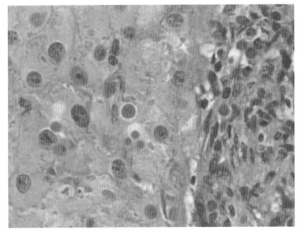

图19-7　黄体

8. **髓质**　由疏松结缔组织组成，内有许多大小不等的血管，在卵巢门的附近有少量形似睾丸间质细胞的门细胞和一些平滑肌。

标本2　输卵管

【观察重点】输卵管壁的层次，上皮。

【材料与方法】人输卵管横切面的一部分，石蜡切片，HE染色。

【肉眼观察】输卵管横切面略呈圆形，管腔内可见许多皱襞，腔面染为紫蓝色的是黏膜，周围染成粉红色者为管壁的其他部分。此外与输卵管一侧相连的结构是输卵管系膜。

【低倍镜观察】主要观察管壁分层（图19-8）。

1. **黏膜**　黏膜突向管腔形成许多有分支的皱襞。黏膜由单层柱状上皮和固有层构成，固有层较薄，

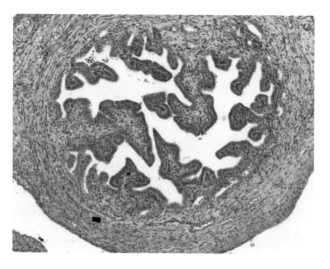

图19-8　输卵管

数字切片：输卵管

由结缔组织构成，其中含有较多的血管。

2. 肌层　由内环、外纵两层平滑肌组成。纵行肌排列很分散，其周围充满大量的结缔组织和血管。

3. 浆膜　由单层扁平上皮和结缔组织构成，被覆在输卵管最外面。

【高倍镜观察】主要观察单层柱状上皮及固有层中结缔组织（图19-9）。

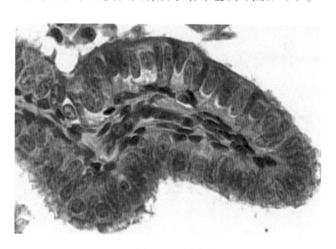

图19-9　输卵管

输卵管的柱状上皮由两种细胞组成，一种是纤毛细胞，细胞较大，胞核圆形或椭圆形，染色较浅，胞质呈弱嗜酸性，细胞游离面有纤毛（如纤毛看不清楚，可根据核的特点来区别）；另一种是分泌细胞，细胞较小，位于纤毛细胞之间，胞核呈长圆形，染色较深，胞质嗜酸性较强，游离面没有纤毛。

标本3　增生期子宫

【观察重点】子宫壁分层（内膜、肌层、浆膜），功能层及基底层，基质细胞。

【材料与方法】狗子宫的一部分，石蜡切片，HE染色。

【肉眼观察】表面染成紫蓝色的一层是黏膜，染成粉红色很厚的部分是肌层和外膜，有的标本仅取到内膜和部分肌层。

微课：增生期子宫

【低倍镜观察】重点区分管壁分层（图19-10）。

1. **内膜** 由单层柱状上皮和固有层构成，可分为功能层和基底层。在内膜中可见一些管状的子宫腺切面，腺上皮呈单层柱状。

2. **肌层** 肌层很厚，分层不明显，从内向外大致可分为3层。

（1）黏膜下层：较薄，肌束多数是纵行的，此外也有少数环形或斜行的肌纤维束。

（2）中间层：最厚，平滑肌束以环形为主，有较大的血管穿行其间。

（3）浆膜下层：肌纤维有纵行和环形两种。

3. **浆膜** 由疏松结缔组织及间皮构成。

【高倍镜观察】主要观察单层柱状上皮与子宫腺（图19-11）。

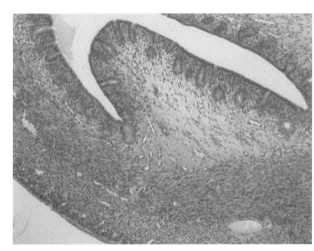

图19-10 增生期子宫内膜

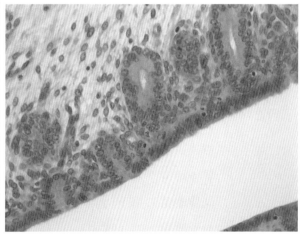

图19-11 子宫内膜

1. **上皮** 单层柱状上皮，上皮细胞以分泌细胞为主，纤毛很难见到，无纤毛细胞为分泌细胞。

2. **固有层** 含子宫腺和大量基质细胞，细胞呈梭形或星形，其胞核呈卵圆形，纤维较少，是网状纤维，但标本上不易区分。在固有层中，子宫腺是管状的，腺底部稍弯曲。增生期子宫的固有层不太厚，血管不多，也未充血，腺体不多，腔不大，不太弯曲；增生晚期腺腔内可见稀薄的、染为粉红色的分泌物。

如仔细观察，固有层可分为界线不明显的两层：①功能层，靠近腔面，较厚，腺体的切面较少，多数是纵切的切面；②基底层，靠近肌层，较薄，由于切到腺的稍弯曲的底部，故腺体的切面较多，且多数是横切和斜切面。

标本4 分泌期子宫

【观察重点】内膜，螺旋动脉，基质细胞。

【材料与方法】狗子宫的一部分，石蜡切片，HE染色。

【肉眼观察】染成紫蓝色的一层为内膜，粉红色的为肌层。

【低倍镜观察】观察内膜厚度、子宫腺结构与数量、间质与血管（图19-12），将观察结果与增生期子宫内膜进行比较，并填入表19-1中。

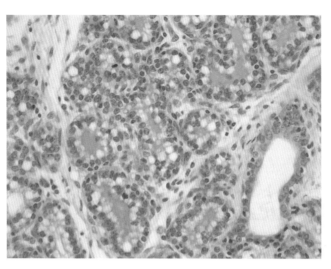

图19-12　分泌期子宫内膜

表19-1　增生期子宫内膜与分泌期子宫内膜的结构要点

结构要点	增生期	分泌期
内膜厚度		
腺体数量		
腺体结构		
间质改变		
血管改变		

（二）观察模型

观察早期胚胎发生模型16、17（见第20章），辨认外胚层、生殖腺嵴，理解卵巢的发生和演变。

（三）示教标本

示教1　子宫颈阴道部

【观察重点】子宫颈黏膜，阴道的3层结构。

【材料与方法】人的子宫颈阴道部，石蜡切片，HE染色。

【肉眼观察】切片上平整的一端是子宫颈的切缘。另一端呈分叉形，其较宽的部分是子宫颈伸入阴道的部分，一侧较平整，是子宫颈管的腔面；另一侧凹陷处是阴道穹隆，与它连续的是阴道壁。

【低倍镜观察】低倍镜下观察的内容如下。

1. 子宫颈　子宫颈的黏膜有许多深皱襞，切面上常误以为是管状腺。上皮细胞呈高柱状，大部分是分泌黏液的细胞。在子宫口处上皮突然由单层柱状变为复层鳞状，并与阴道上皮相连续。肌层由平滑肌和富含弹性纤维的结缔组织构成，外膜为纤维膜（图19-13）。

2. 阴道　可分为以下3层。

（1）黏膜：上皮是复层鳞状上皮，固有层纤维排列致密，近肌层则变疏松。

（2）肌层：平滑肌纤维排列不规则，大致分为内环、外纵。

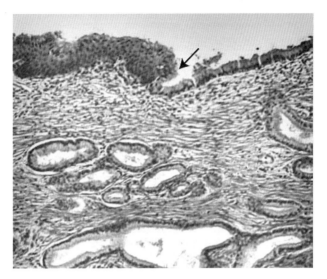

图19-13 子宫口处

（3）外膜：纤维膜。

示教2 活动期乳腺

【观察重点】腺泡，小叶间导管。

【材料与方法】兔妊娠后期乳腺的一部分，石蜡切片，HE染色。

【肉眼观察】一侧表面有一条弯曲紫线的为皮肤，此外见到粉红色的组织为乳腺实质。

【低倍镜观察】妊娠后期的乳腺，小叶间结缔组织很少，小叶内腺泡很多，腺泡腔内还可见染成红色的乳汁，在小叶间有较大的导管。

【高倍镜观察】主要观察腺泡及导管的结构（图19-14）。

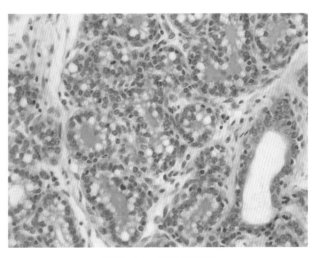

图19-14 活动期乳腺

1. **腺泡** 由单层柱状上皮构成，上皮细胞核呈椭圆形，细胞靠腔面的一端常出现空泡（是脂滴被溶解所致），上皮细胞与基膜之间有肌上皮细胞（标本上不易辨认），腔内含有乳汁，染成红色的是乳汁内的蛋白质成分，空泡是乳汁中的脂滴溶解所形成的。

2. **小叶间导管** 管腔比腺泡腔大得多，管壁由一层或两层柱状上皮细胞组成，腔内也可见乳汁。乳腺各小叶的分泌情况是轮替的，故各小叶腺泡细胞的形态不完全一致。

示教3　静止期乳腺

【观察重点】腺泡，导管。

【材料与方法】人的乳腺，垂直于乳头方向，石蜡切片，HE染色。

【肉眼观察】在切片一侧的表面有一条弯曲紫色的线是皮肤所在处，此外见到一片粉红色组织，其中散布蓝紫色小团，就是乳腺小叶所在位置。

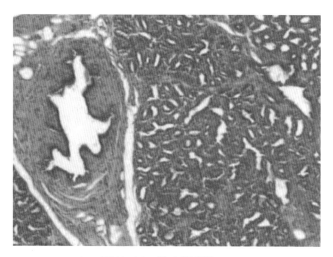

图19-15　静止期乳腺

【低倍镜观察】静止期乳腺的构造大部分是结缔组织，胶原纤维相当粗大，其中可见血管的切面和脂肪细胞；乳腺小叶较分散，小叶是由腺泡、导管和较多结缔组织构成的，但腺泡和导管不易区分；导管的腔较大，而腺泡则是腔小或没有腔的一团细胞（图19-15）。在靠近皮肤处见数条纵切面的管，管壁被覆复层鳞状上皮，有时可见到此管开口于皮肤表面，是输乳管。

【高倍镜观察】在乳腺的结缔组织中可见浆细胞。

（四）电镜图

电镜下观察初级卵母细胞、透明带和卵泡细胞，如图19-16所示，重点观察初级卵母细胞、透明带、微绒毛、卵泡细胞突起。

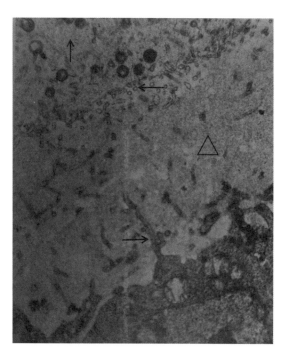

图19-16　初级卵母细胞、透明带和卵泡细胞透射电镜图
初级卵母细胞（向上箭头），透明带（△），微绒毛（向左箭头），卵泡细胞突起（向右箭头）

联系临床

患者，女，36岁，剖宫产术后5年，因腹痛伴腹壁包块3年入院。5年前患者因足月臀位于当地医院行剖宫产术，手术过程顺利，术后恢复好。3年前腹壁伤口处出现周期性疼痛，通常经期出现，经后缓解。患者平素月经尚规律，月经周期为23～28天，经期为7天，量中等，无痛经。

体格检查：耻骨联合上2横指可见剖宫产术横切口，长约13 cm，愈合好，切口左侧瘢痕皮下可及直径约为3 cm的结节，质硬，边界不规则，轻度压痛。

辅助检查：彩超显示子宫大小为5.0 cm×4.2 cm×4.0 cm，肌层回声均匀，内膜光滑，居中，厚0.6 cm，回声均匀。左卵巢大小2.6 cm×2.0 cm，大小及形态正常，内部结构清楚；右卵巢大小为3.4 cm×1.8 cm，大小及形态正常，内部结构清楚。盆腔未见游离液性暗区，于左侧下腹部皮下组织可见3.2 cm×3.1 cm×1.1 cm低回声块影，边界欠清，内部回声欠均匀。

临床诊断：子宫内膜异位症。

讨论分析：

（1）子宫内膜的分层及其特点是什么？

（2）排卵后如果卵子未受精，卵巢和子宫内膜微细结构各有哪些变化？

（3）该病例初步诊断为子宫内膜异位症，其病因、诊断依据和治疗原则是什么？

临床聚焦：子宫内膜异位症

 知识拓展

自尊自爱，自重自护

人工流产要谨慎

妊娠3个月内用人工或药物方法终止妊娠称为早期妊娠终止，也可称为人工流产。人工流产包括手术流产和药物流产两种方式，流产其实就是对植入子宫内膜功能层的胚胎进行清除的过程，常用的方法有负压吸引人工流产术、钳刮人工流产术和药物流产术。

安全人工流产所要求的技能和医疗标准因孕期及技术的不断进步而不同。不安全的人工流产情况指由缺乏必要技能的人员进行人工流产操作或操作环境不符合最低医疗标准，或两者兼有。在所有不安全人工流产中，1/3是在最不安全的条件下，即由未经培训的人员使用危险的侵入性方法进行。如果在一些私立医院或一些不正规的医院进行手术流产时，因手术操作不当而导致出血，极易引发感染和生殖道损伤。若损伤了子宫内膜基底层，可能导致终身不孕。

因此，可采取有效的避孕措施（包括紧急避孕）预防意外妊娠，必要时应采取安全合法的人工流产方法。此外，还应建立健康的性观念，树立自尊自爱观。

课后练习

（一）观察

在虚拟仿真实验平台上观察卵巢、子宫切片。

（二）绘图

绘制低倍镜下的次级卵泡，并标注卵丘、卵泡腔、颗粒层、卵泡膜。

（三）单选题

1. 卵巢皮质中，数量最多的卵泡是（　　　　）。

A. 原始卵泡　　　　　B. 初级卵泡　　　　　C. 次级卵泡　　　　　D. 成熟卵泡　　　　E. 生长卵泡

2. 原始卵泡的卵泡细胞形态为（　　　　）。

A. 单层扁平　　　　　B. 单层立方　　　　　C. 单层柱状　　　　　D. 多层立方　　　　E. 多层扁平

3. 关于HE染色下透明带的结构，描述正确的是（　　　　）。

A. 位于卵母细胞与卵泡细胞之间，呈嗜酸性的粉红色

B. 位于卵母细胞与卵泡细胞之间，呈嗜碱性的蓝紫色

C. 位于卵泡细胞与卵泡膜之间，呈嗜酸性的粉红色

D. 位于卵泡细胞与卵泡膜之间，呈嗜碱性的蓝紫色

E. 位于卵泡细胞之间，呈嗜酸性的粉红色

4. 镜下区分次级卵泡和初级卵泡的理由不包括（　　　　）。

A. 次级卵泡体积更大　　　　　　　　　　　B. 次级卵泡中可见卵泡腔

C. 次级卵泡的卵泡膜分化为内、外两层　　　　D. 都可见到卵丘

E. 次级卵泡中卵泡细胞更多

5. 可见次级卵母细胞的是（　　　　）。

A 原始卵泡　　　　　B. 初级卵泡　　　　　C. 次级卵泡　　　　　D. 成熟卵泡　　　　E. 闭锁卵泡

6. 子宫壁可分为3层，其中厚度最大的一层是（　　　　）。

A. 内膜　　　　　B. 肌层　　　　　C. 外膜　　　　　D. 黏膜　　　　E. 固有层

7. 子宫内膜的周期性变化不包括（　　　　）。

A. 月经期　　　　　B. 增生期　　　　　C. 分泌期　　　　　D. 排卵期　　　　E. 以上均不对

8. 子宫内膜由月经期进入增生期是由于（　　　　）。

A. 月经黄体退化　　　　　　　　B. 卵巢内有一批卵泡生长发育　　　　C. 排卵

D. 排出的卵未受精　　　　　　　E. 排出的卵受精

9. 关于子宫内膜的分泌期描述错误的是（　　　　）。

A. 子宫内膜增生变厚　　　　　B. 子宫腺变长、弯曲、腺腔扩大

C. 螺旋动脉增长弯曲　　　　　D. 又称卵泡期

E. 胚胎植入时子宫内膜处于此时期

10. 输卵管壁的分层不包括（　　　　）。

A. 黏膜　　　　　B. 黏膜下层　　　　　C. 肌层　　　　　D. 浆膜　　　　　E. 以上均不对

（四）识图题

1. 请写出图19-17中线条所指的细胞或结构名称。

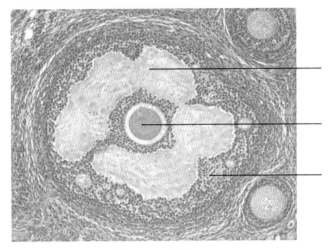

图19-17　卵巢

2. 请写出图19-18中所示子宫内膜分别处于月经周期中哪一个时期。

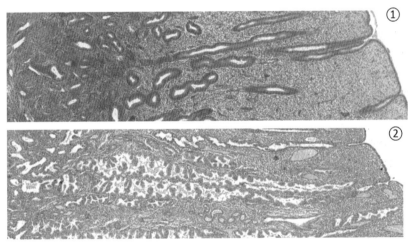

图19-18　子宫内膜 ①（　　　　），②（　　　　）

第20章　胚胎发生与先天畸形

——精卵相遇，孕育生机

胚胎学（embryology）是研究个体发生和生长发育及其机制的科学。胚胎学实验主要通过观察胚胎发育模型和标本，以及先天性畸形模型和标本，使学生掌握必备的胚胎学知识和技能。

实验目的

1. 知识目标

（1）观察人胚早期发育1～17模型和胎盘模型，明确人胚早期发育过程中的形态结构变化。

（2）观察认识颜面和颈、腭发生的模型。

（3）认识心脏的外形演变、内部分隔及常见先天性畸形模型。

（4）观察并辨认眼发生模型。

（5）认识畸形标本，如联体畸胎、脊髓裂、无脑儿、葡萄胎等。

2. 能力目标

（1）结合临床案例常见先天性畸形，应用人胚发育过程分析、解释畸形发生的原因。

（2）根据胎盘结构分析胚胎与母体之间如何建立关系。

3. 素质目标

（1）培养学生的系统思维、辩证思维和底线思维。

（2）培养学生的实践能力和科学、人文精神，提升学生综合素养。

实验内容

（一）人胚前期和胚期发育（受精到第8周）

1. 受精卵、卵裂和胚泡形成　为胚胎第1周发育。此周胚胎是在受精卵从受精地点（输卵管壶腹部）向子宫腔移行的过程中发育，因其外表尚有透明带包裹，体积变化不大。由模型1~5（图20-1）显示，外包的透明带已去除。

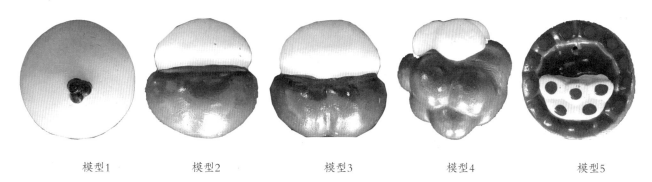

模型1　　　　模型2　　　　　模型3　　　　　模型4　　　　模型5

图20-1　受精卵、卵裂和胚泡形成模型1~5

模型1（受精完成时）：由大的受精卵（淡红）及其表面3个极体（深红）组成。

模型2（两细胞期）：两细胞期为受精后30 h。受精卵卵裂形成两个卵裂球，其中一个较大（绿色），另一个较小（白色）。

模型3（三细胞期）：部分卵裂球再次卵裂，形成3个卵裂球（2绿1白）。

模型4（桑椹胚期）：受精后3天。受精卵经过多次卵裂，形成12 ~ 16个卵裂球，形似桑椹，称为桑椹胚。

微课：受精的奥秘

模型5（胚泡期）：随着卵裂进行，卵裂球之间出现腔隙而呈囊状，为胚泡，又称为囊胚。通过内细胞群的胚泡正中切面看，其中的腔为胚泡腔；周围卵裂球呈单层排列（深绿），为滋养层；滋养层的局部有一团细胞紧贴其内（白色）为内细胞群；与内细胞群毗邻的滋养层为极端滋养层。随着胚泡长大，透明带变薄并于受精后第4 ~ 5天消失。

2. 二胚层及部分胎膜的形成　为胚胎第2周发育。此期胚胎在完成植入的过程中发育，形成如下两部分：①二胚层胚盘构成人体的原基。②卵黄囊、羊膜、早期绒毛膜等胎膜。由模型6~12（图20-2、图20-3）显示，这7个模型均是经内细胞群发育所形成结构的正中切面而呈现其中一半，各模型胚胎龄均为受精龄。

微课：二胚层形成

模型6（约第7天）：极端滋养层细胞迅速增生形成细胞界线不清的一团细胞（淡绿），此为合体滋养层；其深部细胞界线清楚（深绿），此为细胞滋养层。内细胞群增殖分化形成近胚泡腔的细胞呈立方形单层排列（米黄），此为下胚层；其余细胞为柱状排列且不规则，称为上胚层。

模型7（约7天半）：合体滋养层扩大，表面有不规则的突起，为原始绒毛。上胚层细胞呈高柱状单层排列，上胚层与极端滋养层间出现一腔，为羊膜腔；底为上胚层（浅蓝）；顶为成羊膜细胞（浅蓝扁平细胞，将分化为羊膜上皮）覆盖，其所形成的囊称为羊膜囊。从羊膜腔或胚泡腔看，上、下胚层相贴成圆盘状结构，称为胚盘。

模型8（第9天）：合体滋养层几乎全部覆盖细胞滋养层，合体滋养层间出现腔隙为绒毛间隙。细胞滋养层向内分化产生一层扁平细胞（亮红）连于下胚层周缘，取代了胚泡腔，为初级卵黄囊。

模型9（第12天）：合体滋养层全部覆盖细胞滋养层，合体滋养层表面开始形成初级绒毛干（鸡爪状）。胚泡腔内出现星形多突起细胞，存在于初级卵黄囊、羊膜囊与细胞滋养层间，为胚外中胚层（玫瑰红），胚外中胚层内有许多小的间隙。此时滋养层改称绒毛膜。

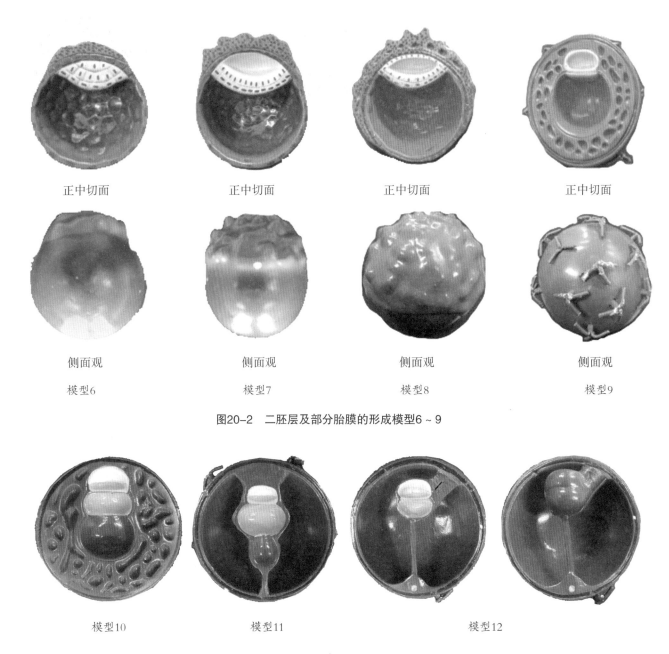

| 正中切面 | 正中切面 | 正中切面 | 正中切面 |

| 侧面观 | 侧面观 | 侧面观 | 侧面观 |
| 模型6 | 模型7 | 模型8 | 模型9 |

图20-2　二胚层及部分胎膜的形成模型6～9

| 模型10 | 模型11 | 模型12 |

图20-3　二胚层及部分胎膜的形成模型10～12（右1为模型12的另一剖面）

　　模型10（第13天）：初级卵黄囊中间狭窄成"哑铃"状，与下胚层毗邻的内面是由下胚层产生的卵黄囊上皮（米黄）衬贴，为次级卵黄囊，其余为初级卵黄囊的残迹。胚外中胚层内间隙更多且有融合倾向。

　　模型11（第13天半）：胚外中胚层内间隙融合成一大腔，为胚外体腔；贴在卵黄囊上皮外的胚外中胚层称为胚外脏壁中胚层；贴在羊膜上皮外和细胞滋养层内的胚外中胚层称为胚外体壁中胚层；连接胚盘、卵黄囊、羊膜囊与绒毛膜间的胚外中胚层呈条索状，称为体蒂。初级、次级卵黄囊间缩窄更加明显，与次级卵黄囊相比，初级卵黄囊较为细小；初级卵黄囊与绒毛膜间有胚外中胚层形成的条索存在。

模型12（第14天）：体蒂由羊膜与极端滋养层间迁移至胚盘一侧，把胚盘、次级卵黄囊、羊膜囊悬于胚外体腔中，连于绒毛膜上。次级卵黄囊与初级卵黄囊完全分离，存在于卵黄囊与绒毛膜之间的条索中部消失，条索与绒毛膜毗邻处可见残留的初级卵黄囊，最终初级卵黄囊与此条索一起消失。

3. 三胚层形成与胚层早期分化　为胚胎第3周发育。胚在子宫内膜中发育，形成中胚层、尿囊，胚层开始分化。由模型13、14（图20-4、图20-5）显示，是两周末胚胎局部的发育，包括体蒂及其相连的绒毛膜、次级卵黄囊、胚盘及羊膜，切除了大部分羊膜，透过羊膜的切口可见上胚层，模型外周空隙即为胚外体腔。上胚层、羊膜上皮和胚外中胚层着色改为皮色、米白色和玫红色。

模型13（第16天）：模型一侧为与体蒂相连的部分绒毛膜及树枝状绒毛干，从切面可见绒毛膜由合体滋养层（深绿）、细胞滋养层（浅绿）和胚外中胚层（玫红）组成。绒毛膜的胚外中胚层延续变细组成体蒂。体蒂另一端与两个囊相连，完整者为次级卵黄囊，切去大部分者为羊膜囊。透过羊膜切缘可见羊膜由羊膜上皮（米白）和胚外中胚层（玫红）组成。

微课：三胚层形成

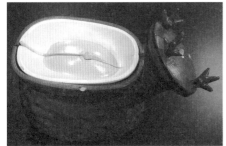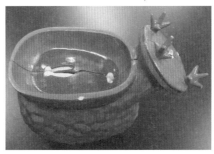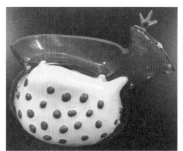

图20-4　三胚层形成与胚层早期分化模型13

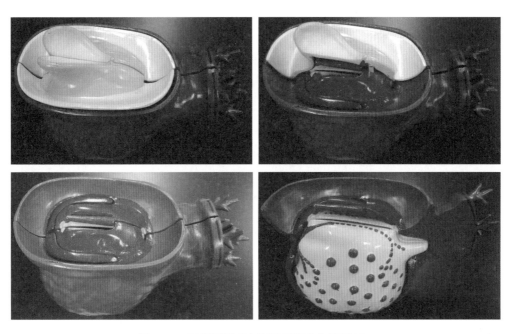

图20-5　三胚层形成与胚层早期分化模型14

经羊膜切口见上胚层（皮色）呈椭圆形。细胞在正中长轴一侧增殖迁移形成条索，称为原条。原条所在为胚体尾侧、中轴，原条头侧膨大，称为原结。原条及原结中央均有凹陷，分别称为原沟和原凹。外胚层边缘与羊膜上皮（米白）相延续。

先后取下经正中矢状切面上胚层两部分，见原条、原结细胞向上胚层深部迁移（深红）。原结细胞由尾向头侧迁移延伸形成一管，为脊索管；原条细胞则向头、尾、左、右扩展形成中胚层，边缘与胚外中胚层相接，覆盖了下胚层大部分，在头、尾分别有一区域无中胚层；一部分原条细胞替换下胚层形成内胚层，原上胚层改称为外胚层。还复右半外胚层，可见无中胚层区域的内、外胚层相贴，分别称为口咽膜与泄殖腔膜。

经正中矢状切面取下左侧中胚层及其相连的胚外中胚层与绒毛膜，绒毛干中轴有胚外中胚层长入，形成次级绒毛干，次级卵黄囊壁由卵黄囊上皮（米黄）与胚外中胚层（玫红）构成。卵黄囊壁上有许多岛状结构，称为血岛。内胚层呈椭圆状，与外胚层相似，内胚层与卵黄囊尾端交界处向体蒂内伸入一盲管，称为尿囊。

取下左侧内胚层及其相连的卵黄囊，可见脊索管向头端延伸进入内胚层内，止于口咽膜尾侧，脊索管与内胚层相互毗邻区域消失，使原凹与卵黄囊腔相通，为神经肠管。

模型14（第19天）：透过羊膜切面见胚盘开始向羊膜腔内隆起，头尾方向长速快于左右方向，中轴长速快于周边。外胚层尾侧可见原条和原沟、原结和原凹；中部细胞增生、增厚形成板块状（白色），为神经板，其头端较大，中轴凹陷为神经沟，沟两侧隆起称为神经褶。取下左半外胚层，见神经板头侧下陷，此为口咽膜部。口咽膜头侧隆起，称为心包隆起。

取下整个外胚层及与其相连的羊膜上皮，可见神经肠管闭合消失。脊索管腔闭合离开内胚层，于内胚层与外胚层间形成脊索；脊索两侧的中胚层增厚，称为轴旁中胚层；轴旁中胚层两侧纵行的条索状中胚层为间介中胚层；间介中胚层两侧及口咽膜头侧的中胚层为侧中胚层。取掉侧中胚层近外胚层部分，见其内有马蹄形腔，为胚内体腔，头端横行于口咽膜头侧，尾端与胚外体腔相通；侧中胚层与外胚层相贴的部分称为体壁中胚层，与内胚层相贴的部分称为脏壁中胚层，体壁、脏壁中胚层在胚内体腔与胚外体腔交通处分别与羊膜、卵黄囊的胚外中胚层，即胚外体壁、脏壁中胚层相延续。

取下左侧中胚层及其相连的胚外中胚层与绒毛膜，内胚层的头侧向头端突入开始形成前肠，前肠头端即为口咽膜。口咽膜头端两侧的脏壁中胚层内各出现一群细胞，为生心索（粉红），与胚内体腔头段毗邻，在心包隆起内。生心索腹侧有两条走向卵黄囊的血管正在形成（粉红点状线），为卵黄囊静脉；生心索背侧有两条血管由头向尾走行于内中胚层之间，为背主动脉（粉红点状线），背主动脉尾侧有两对血管走向卵黄囊与尿囊，分别为卵黄囊动脉与尿囊动脉。

4. 胚层进一步分化与器官系统形成　为胚胎第4、第5周发育。在胚层分化中各器官系统原基不断建立，胚体外形也在不断演变中接近成体。由模型15、16、17（图20-6、图20-7、图20-8）显示。

模型15（第22天）：胚体呈柱状，头端较大突入羊膜腔，羊膜、体蒂开始向胚腹侧推移，使羊膜的胚外中胚层与体蒂相互融合，次级卵黄囊与胚体相接处变细形成卵黄蒂。

微课：三胚层分化及胚体形成

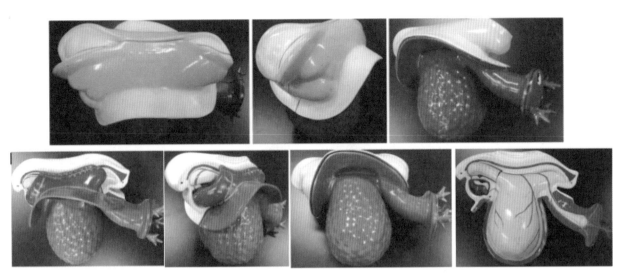

图20-6　胚层进一步分化与器官系统形成模型15

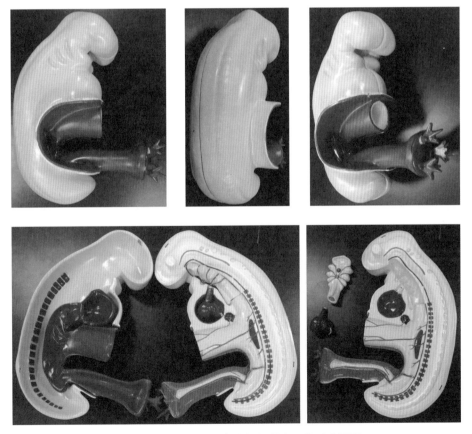

图20-7　胚层进一步分化与器官系统形成模型16

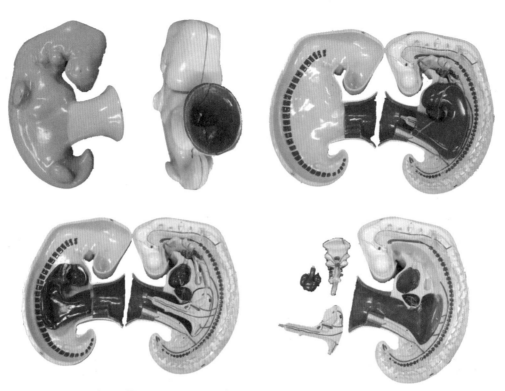

图20-8　胚层进一步分化与器官系统形成模型17

　　神经板向头尾方向生长，纵贯胚体全长，神经板头侧缘左、右神经褶连在一起。在神经褶相连处稍尾侧，神经板上左、右各有一横沟向外侧陷入，为视沟。神经沟在胚体中部闭合形成神经管，神经管头、尾侧留有一孔，分别称为前神经孔、后神经孔。位于神经板尾侧的原条、原结、原凹看不清。神经管两侧可见数对体节隆起。取下左侧外胚层，见神经管与表面的外胚层分离，在神经管两侧有纵行的神经褶细胞残留，称为神经嵴。神经板头部腹侧为口咽膜，口咽膜腹侧巨大隆起为心包隆起。从右侧看口咽膜两侧有背腹走向的两对隆起，为第1、2鳃弓。

　　胚体尾侧的原条、原结（深红三角块）已开始缩短，由其产生的脊索一直延伸到口咽膜尾。神经管形成的区域，轴旁中胚层横裂成块，为体节。间介中胚层处有横行的数条小管（绿），为前肾小管；前肾小管的近中轴侧通入一条纵行管道（绿），为前肾管，前肾小管和前肾管组成前肾。原位于口咽膜头侧的侧中胚层转位于口咽膜腹侧，头端侧中胚层与胚外中胚层毗邻点转于腹侧，位于心包隆起与卵黄囊之间，为原始横膈；在侧中胚层与外胚层的毗邻面上，一对来自体蒂的静脉即尿囊静脉（蓝）与一对收集胚体的总主静脉进入原始横膈中。

　　打开左半中胚层及其相连的胚外中胚层、体蒂与绒毛膜，观察左半中胚层，见胚内体腔的头端横行部位于心包隆起内形成心包腔，心包腔内心脏正在发育中，心脏背侧与心包腔间有膜相连，为心背系膜。胚内体腔的尾侧部分及其与胚外体腔的交通口也开始转向腹侧。

　　观察右半胚体，见原始横膈中除了尿囊静脉、总主静脉开口于心管尾侧外，尚有来自卵黄囊的静脉（蓝），即卵黄囊静脉。心管头侧有一对动脉（玫瑰红），斜跨前肠头端腹侧走向背部，并在前肠背侧由头向尾走行为腹主动脉、第1对弓动脉及背主动脉。背主动脉沿途发出走向卵黄囊的卵黄囊动脉，以及走向尿囊周围、行于体蒂内的尿囊动脉。此时绒毛膜的绒毛干中有血管存在，为三级绒毛干；绒毛中血管汇合起来形成一条血管走行于体蒂内，为尿囊静脉，到达胚体时分为两条，走行于外胚层和体壁中胚层与胚外中胚层移行处，由尾向头延伸。在内、中、外胚层间有中胚层产生的组织充填（粉红），为间充质。

　　随着胚体外形的演变，内胚层卷向腹侧，形成头尾走向的管，为原肠。位于卵黄蒂头侧的原肠部分为前肠，前肠头端腹侧壁的囊状隆起（绿）为甲状腺原基，前肠尾腹侧壁有一囊状物突入原始横膈，为肝憩室。与卵黄蒂相连的原肠部分为中肠，位于卵黄蒂尾侧的原肠部分为后肠，后肠尾端以泄殖腔膜为终点。原发生于卵黄囊尾侧的尿囊此时移行至后肠近尾腹侧壁，尿囊开口以尾的后肠部分称为泄殖腔。泄殖腔膜位于胚尾腹侧面，原位于泄殖腔膜尾与羊膜相延续的外胚层及中胚层转向尿囊起始周围、中胚层与体蒂的胚外中胚层相连续。

　　模型16（第26天）：羊膜和体蒂转向胚腹部，胚内体腔尾侧与胚外体腔的交通口也转向腹侧。卵黄蒂更加缩窄，从卵黄蒂处切掉卵黄囊，切面可见其壁由外向内为胚外中胚层（玫红）和卵黄囊上皮（米黄），并有卵黄囊动（红）、静（蓝）脉（各2条）切面。

　　胚体呈圆柱形，神经板全长闭合形成神经管包于体内，前后神经孔消失，胚体表面包被的外胚层称为表面外胚层。胚头部甚大，头腹部为一宽大隆起，称为额鼻突；胚颈部背腹方向走行的隆起为鳃弓（4对）。鳃弓之间的凹陷为鳃沟（3对），第1对鳃弓腹侧分叉分别称为上、下颌突，它们与额鼻突包绕口咽膜周形成原始口腔，口咽膜消失使原始口腔与前肠头端（米黄）相通。胚背部正中一隆起为神经管隆起和两侧数对方形的体节。

　　取下左半外胚层见神经管头部形成3个泡状结构，由头向尾分别称为前、中、菱脑泡。前脑泡侧壁的视沟向外侧生长形成视泡，视泡将前脑泡分为头侧的端脑泡与尾侧的间脑泡两部分；菱脑泡两侧的表面外胚层增厚向深部间充质内陷，并与表面外胚层分离形成囊泡附于菱脑泡侧方，称为听泡（灰白）。神经嵴在菱脑泡形成由头向尾位于听泡头侧的三叉神经节、面神经节，以及听泡尾侧的舌咽、迷走神经节。菱脑泡尾侧的神经管较细，为脊髓，神经嵴在脊髓处将发育为脊神经节。原始口腔近口咽膜头侧部的背侧壁向背侧间脑方向突入形成一囊，为拉特克囊（Rathke's pouch），发育中，此囊与口腔上皮相连处消失，其余发育为腺垂体，与来自间脑的神经垂体共同形成垂体。

　　产生脊索与中胚层的原结与原条被推到胚体尾部尖端形成一团细胞，为尾芽。脊索头达口咽膜，尾达尾芽。体节分为外、内两部分，外部附于表面外胚层之内；内部向脊索周围移动形成多个间充质性的椎板块，为脊柱的原基。每个椎板块分为头、尾两部，头部（浅蓝）将形成椎体，尾部将形成椎间盘。间介中胚层内前肾小管消失，其尾侧出现许多横行小管（绿），为中肾小管；前肾管向尾延伸与中肾小管外侧端相通，为中肾管（绿、纵行），其走向尾侧并开口于泄殖腔侧壁。中肾小管与中肾管共同形成中肾。侧中胚层转向胚体的两侧与腹面。胚体头部产生的左、右前主静脉走行于神经管腹侧面（深蓝），在脊髓头端由背向腹横行达心包腔尾部，与来自胚体尾部走行于侧中胚层背侧缘的后主静脉汇合形成总主静脉，穿入原始横膈中。尿囊静脉仍沿着体壁中胚层与羊膜胚外中胚层交界处，由尾向头延伸入原始横膈之中。打开中胚层及与其相连的体蒂与绒毛膜，可见心包腔中心脏的发育情况，心背系膜大部分消失；心包腔向尾的胚内体腔为管状，将发育为胸膜腔，位于心包腔的背外侧，与心包腔表面分界为总主静脉；胚内体腔的尾部将发育为腹膜腔。在胚体左、右侧褶中，胚内体腔的左、右部分间的脏壁中胚层除包在前肠尾侧大部、中肠和后肠外，并在此段原肠背侧及腹侧的左、右并拢形成薄膜，位于原肠背部为背系膜，位于原肠腹部为腹系膜。腹系膜与背系膜在原肠头端没有，在原始横膈头侧段形成原始纵隔，在原始横膈处与横膈相连；腹系膜在卵黄蒂处夹有卵黄蒂，在卵黄蒂与泄殖腔头侧段消失。

与心脏头端相连的腹主动脉走向心包外方，于前肠头端腹侧形成一囊，为动脉囊，由其发出4对弓动脉走行于相应鳃弓中。弓动脉在前肠头背侧分别连于左、右背主动脉，左、右背主动脉在前肠头端近尾侧处合二为一成为背主动脉，背主动脉由头向尾走行中各发出左、右两支尿囊动脉与卵黄囊动脉，分别到达绒毛膜与卵黄囊。来自卵黄囊与尿囊的静脉穿过肝憩室进入原始横膈。

前肠头端扁平，为原始咽，侧壁向外膨出袋状结构，为咽囊，由头向尾共4对，咽囊外壁紧贴鳃沟深部的外胚层。甲状腺原基在长大，正好位于原始咽腹侧壁中线上第1、2鳃弓之间。原始咽尾侧的腹壁内胚层向腹侧隆起，末端成盲囊，为喉气管憩室，喉气管憩室背部的前肠将发育为食管。

模型17（第5周）：羊膜、腹膜腔与胚外体腔的交通口、卵黄蒂、体蒂，以及尿囊动、静脉均转至胚腹部。外有羊膜包绕，内分为头、尾两部分。尾侧为体蒂切面，其中有尿囊（米黄）及其动脉（红，2条）与静脉（蓝，1条）；头侧为胚外体腔与腹膜腔的交通口，称脐腔，卵黄蒂悬于其中。以上结构共同形成粗索为脐带，与胚腹部相连，尿囊动、静脉改称为脐动、静脉。

胚体头尾弯曲呈弓形，体表外胚层覆盖胚体表面，在脐带的起始部与羊膜上皮相延续。胚头甚大，额鼻突的尾缘两侧可见两凹陷（浅绿），为鼻窝。鼻窝内、外侧略突出，分别为内、外侧鼻突，使围绕于原始口腔周的5个隆起转为9个，这9个隆起的融合将形成颜面。鼻窝转为鼻腔，原始口腔转为口腔。在外侧鼻突与上颌突之间透过表面外胚层而呈现视杯轮廓，以及由表面外胚层下陷形成的晶状体凹（白色）。胚颈部可见4对鳃弓、3对鳃沟，第1对鳃弓参与颜面形成，第2对鳃弓长速快于第3、4对，颈、腹、胸侧见心包隆起，可分辨出左、右心房及心室隆起。背部神经管隆起，两侧可见体节的显现，共42对，枕部4对、颈部8对、胸部12对、腰5对、骶5对、尾8对。在颈4体节到胸1体节、腰2体节到骶3体节可见桨板样突起，分别为上、下肢芽，将发育为上、下肢。

取下左半外胚层，端脑泡向两侧膨出形成大脑；间脑泡形成间脑；间脑发出的视泡已内陷形成杯状结构，为视杯；视杯外层形成视网膜色素上皮，内层形成视网膜的其余部分，共同组成视网膜视部，并向腹侧伸展形成视网膜盲部；颈内动、静脉各1支进入视杯，将发育为视网膜中央动脉及静脉。视杯内有晶状体凹入形成晶状体泡，将发育成晶状体，视杯与晶状体泡及其周围的间充质与表面外胚层共同形成眼球及其附属结构。中脑泡发育为中脑，中脑泡突向胚背侧形成顶曲，中脑背侧发出滑车神经、腹侧发出动眼神经（黄线）。菱脑泡演变为头侧的后脑和尾侧的末脑。后脑将发育为脑桥和小脑，末脑发育为延髓，与尾侧的脊髓相延续。菱脑泡腹外侧由头向尾可见三叉神经节、面神经节、螺旋神经节（听泡近腹侧）、前庭神经节（听泡近背侧）、听泡、舌咽神经、迷走神经、副神经和舌下神经。听泡向背腹方向延伸增大将形成内耳，脊髓两侧为位于背侧的有脊神经节的后根与位于腹侧的前根。打开脑泡左半，可见神经管腔在不同部位发育成不同的脑室。端脑将发育为侧脑室，间脑为第三脑室，中脑为中脑导水管，菱脑为第四脑室，脊髓为中央管。在胚尾腹部可见泄殖腔膜头侧间充质增生形成突起，为生殖结节，外阴开始形成。

　　脊索依然存在，体节的内侧部向腹侧迁移形成椎体与椎间盘，为生骨节。位于椎体内的脊索将退化消失；位于椎间盘的将残留形成椎间盘髓核。体节内侧部近背侧将形成肌肉，为生肌节。枕部生肌节向前移形成舌肌，颈1~4体节形成颈骨骼肌，颈4~胸1体节形成上肢肌，腰2~骶3体节形成下肢肌，其他形成躯干肌及盆部骨骼肌。翻转取下的左半外胚层，可见鳃弓的间充质由头向尾共6对，分别形成咽肌、胸锁乳头肌、面部诸肌、咀嚼肌及斜方肌；肢芽的中轴为间充质，将形成上、下肢骨骼；体节外侧与表面外胚层毗邻者为生皮节，将形成背中轴的真皮，与表面外胚层分化成的表皮共同形成皮肤。

　　背侧观间介中胚层目前在胚尾部并增宽，外侧有中肾管与中肾小管存在，中肾管进入泄殖腔前发出芽状结构，为输尿管芽，中肾尾侧的间介中胚层附于输尿管芽周围共同形成后肾。前、后主静脉，脐静脉及总主静脉依然如故，但中肾内侧中胚层中又产生一对静脉在中肾头端开口于后主静脉。打开左半中胚层，见体壁中胚层与其毗邻的表面外胚层转向胚体胸、腹侧及前壁，将分化为体壁的骨、肌肉、真皮，并与表面外胚层形成的表皮共同构成胸腹部前、侧壁。心包腔中，心脏正在发育，心背系膜残存很少。心包腔与胸膜腔之间的外侧壁形成一皱襞（小白点），称为心胸隔膜，其向中线移动融于食管、喉气管憩室周的间充质（原始纵隔）中，使心包腔与胸膜腔分隔。胸膜腔与腹膜腔的交界处，左、右腹外侧壁间充质增生形成一膜为胸腹隔膜（小白点），向背内方生长达食管系膜，把胸膜腔与腹膜腔分隔，后方有左、右胸膜腔与腹膜腔通道，中间以食管及其系膜（原始纵隔的尾侧部）相隔。伴着体壁的发育与胸腹隔膜的形成，由原始横膈、胸腹隔膜、原始纵隔（食管及其系膜）及体壁组织共同构成膈。随着中肠的生长，腹系膜消失，使胚内体腔的尾侧部左、右贯通，胚外体腔与腹膜腔的交通口贯通于卵黄蒂周围、形成腹膜腔，在脐部与脐腔相通。腹膜腔背壁上可见一粗大隆起，纵裂为二，内侧为生殖腺嵴，将发育为生殖腺；外侧有中肾嵴，发育为中肾。

　　在原始咽与食管头段，既无体腔，也无系膜，但其周有间充质存在。食管中段处的体腔形成心包腔，此部分体腔的脏壁中胚层与系膜组成心脏与心背系膜，因心包腔原为胚内体腔的横行段，即完整一腔，不可能形成心腹系膜。食管尾段的体腔左、右各一将发育为胸膜腔，其背、腹系膜形成原始纵隔尾段，腹系膜内有肺的发育，因而在胸膜腔段的脏壁中胚层除形成原始纵隔外，尚形成食管与气管、肺上皮外成分。前肠尾侧在原始横膈段背、腹系膜均存在。中肠与后肠泄殖腔头侧段的腹系膜消失、背系膜保存，在原始横膈及其尾部，脏壁中胚层包在原肠外，将发育为上皮外成分。

　　随着心管的动脉干螺旋形一分为二，原始咽腹侧的动脉囊分为头腹、尾背两部分。头腹侧近心端与主动脉（玫瑰红）相连，两侧发出第1~5对弓动脉；尾背侧近心端与肺动脉（蓝）相连，两侧发出第6对弓动脉。取出并观察原始咽，随着第1、2、5对弓动脉与第3、4对弓动脉之间的背主动脉及右侧背主动脉合并前段的消失（小白点状），升主动脉、动脉弓及其分支无名动脉、左颈总动脉、左锁骨下动脉形成；随着右第6对弓动脉远侧段消失（白色小点），肺动脉、左右肺动脉及肺动脉与主动脉间动脉导管形成。左、右背主动脉合并后由头向尾走行的背主动脉形成降主动脉，包括胸主动脉与腹主动脉。原支配卵黄囊的动脉均起自腹主动脉且合并为3支，由头向尾分别为腹腔动脉、肠系膜上动脉、肠系膜下动脉，支配位于腹腔中的前、中、后肠分化而成的结构。支配卵黄囊的静脉汇入肝憩室中，将发育为肝门静脉。

　　原始咽侧壁上有5对咽囊，第1对（黄）分化为咽鼓管与鼓室；第2对（黄）分化为腭扁桃体隐窝及腭扁桃体；第3、4对分成背（绿）、腹（棕）两部分，分别分化为甲状旁腺的实质与胸腺的上皮性网状细胞；第5对（绿）又称后鳃体，其细胞迁至甲状腺发育为甲状腺的滤泡旁细胞。原始咽腹壁动脉囊头侧的甲状腺原基生长并分为两叶，将发育为甲状腺滤泡上皮细胞。喉气管憩室同食管分开，气管尾端分支形成左、右肺芽，由内向外突入胸膜腔中，将与胸膜腔的脏壁中胚层共同发育成喉到肺的呼吸系统。

食管伸长并把其尾侧膨大部即胃推入腹膜腔中。胃腹侧缘生长慢形成胃小弯；胃腹系膜由胃拉出形成肝胃韧带；胃背侧缘生长快形成胃大弯，胃背系膜向左隆起将形成大网膜及网膜囊。网膜囊背侧可见间充质增生形成脾（棕）。胃尾侧突向腹侧的"C"形弯曲为十二指肠，十二指肠的腹系膜从横膈拉出形成肝十二指肠韧带。肝憩室开口于十二指肠腹侧壁，末端分为头、尾两支，头支生长迅速，把卵黄囊静脉与脐静脉包入其中形成肝，尾支小，将形成胆囊。在肝憩室尾侧，十二指肠壁上出现两个突起，伸入腹、背系膜（绿），称为腹胰、背胰；十二指肠以尾的中肠增长形成"U"形袢为肠袢，突入脐腔中，与中肠相连的卵黄蒂缩窄变细，以其为界，把肠袢分为头、尾侧的头支与尾支，尾支上长出一囊，称为盲肠突，是小肠、大肠的分界。后肠与尿囊交界处的间充质向尾侧增殖形成额状走行的尿直肠隔（粉），将泄殖腔分为腹侧的尿生殖窦与背侧的原始直肠，中肾管开口于尿生殖窦侧壁上。原始直肠将分化为直肠壶腹部，尿生殖窦头段将发育成膀胱大部，中段在男性发育为尿道前列腺部及膜部、在女性为尿道，尾段在男性形成尿道阴茎部大部、在女性形成阴道前庭大部。

5. 胚后期标本（第5～8周） 胚后期各器官系统原基进一步建立，主要有以下特征（图20-9）。

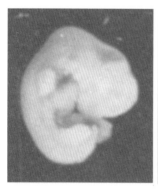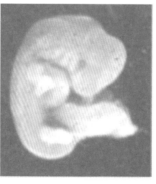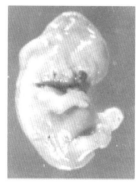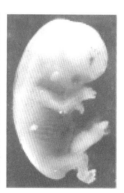

图20-9　第5～8周人胚标本

（1）第5周人胚：顶臀长4～8 mm。胚体头、尾向腹侧极度屈曲，呈弓状，胚头大，颈部有数对鳃弓，肢芽出现；羊膜与外胚层的交界转向胚腹侧，颈腹前有大隆起为心包隆起。背部可见体节。

（2）第6周人胚：顶臀长7～12 mm。胚体头、尾向腹侧屈曲，尤其头部向腹侧屈曲严重。因视网膜出现色素，显示眼位于头部两侧呈黑色。颈部可见第1对鳃弓形成上、下颌突；第2对鳃弓向腹尾方向生长，其余鳃弓不可见。肢芽增长分为两节。腹侧颈尾为大的心包隆起，尾侧形成原始脐带。

（3）第7周人胚：顶臀长10～21 mm。鳃弓因参与颜面、颈的形成不再可见。眼转向头部腹侧面。耳郭形成，但位置很低。肢芽分为三节，手足板上出现指、趾。体节不见。

（4）第8周末人胚：顶臀长19～35 mm，初具人形。眼睑未形成，眼球裸露，耳郭位置上移但仍较低。上、下肢形成。

（二）胎盘

1. 胎盘模型　胎盘呈圆盘状（图20-10），一面粗糙不平，为母体面；另一面光滑，为胎儿面。母体面有浅沟交错，把胎盘分为许多胎盘小叶，可见子宫动脉（红）、静脉（浅蓝）的切面。胎儿面有脐带附着，脐带表面光滑，内有脐动脉（红，2条）和脐静脉（蓝，1条）走行，血管在脐带附着于胎盘处分成许多支，走向胎盘边缘。

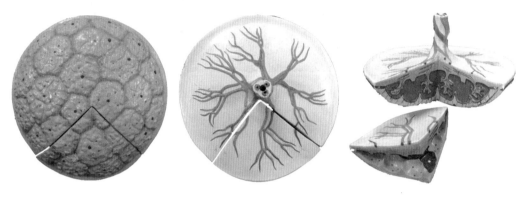

图20-10　胎盘模型

从胎盘切面可见胎儿面被覆羊膜（青），由胚外中胚层（粉）构成的绒毛膜板及其发出的许多绒毛干和绒毛组成绒毛膜，绒毛膜板中有动、静脉分支走行，末梢进入绒毛中轴形成毛细血管。绒毛表面包有细胞滋养层与合体滋养层（绿、蓝）。绒毛与基蜕膜间有空隙（红）为绒毛间隙，滋养层细胞爬行于基蜕膜表面（绿、蓝）形成滋养层壳，基蜕膜突入绒毛间隙的部分为胎盘隔，子宫动、静脉经基蜕膜开口于绒毛间隙。

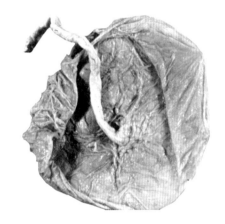

2. 胎盘标本　胎盘的胎儿面光滑，有脐带附着（图20-11），脐带中有血管呈螺旋状走行，透过羊膜可见脐血管分支由中央向周边走行；母体面粗糙，可见许多胎盘小叶。

图20-11　胎盘标本

（三）颜面和颈的发生

胚胎头颈部外表发育的5个模型显示颜面、颈的发生过程（图20-12）。

微课：面部的发生

模型1：头部为额鼻突，颈部为由头向尾背腹走向的鳃弓，明显可见5对。存在于鳃弓之间的沟为鳃沟。第1对鳃弓末端分叉，与额鼻突毗邻，分别称为上颌突（浅蓝）、下颌突（深蓝）；额鼻突与上颌突、下颌突共同形成一凹陷，为原始口腔，底为口咽膜（黄）。额鼻突的尾侧缘出现两个凹陷，为鼻窝或原始鼻腔；内、外侧略隆起，为内、外侧鼻突（粉红、月白）。

模型2：鼻窝加深；在额鼻突与上颌突交界处出现晶状体板（灰或白），为深部视杯诱导下的表面外胚层分化形成；第2对鳃弓生长快于第3～6对鳃弓。

模型3：眼部晶状体已陷入深部；表面有由表面外胚层与间充质形成的角膜、结膜包在眼球外（白或

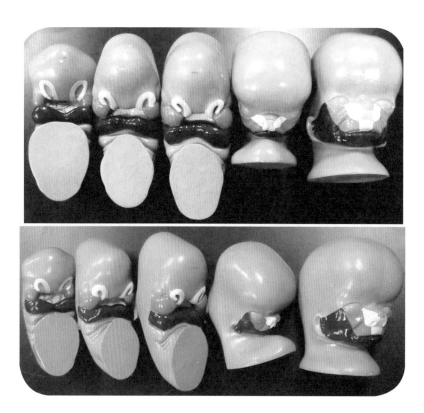

图20-12　颜面和颈的发生模型1～5

灰）；第1对鳃沟周围的间充质增生形成头、尾各3个丘状结构，为耳丘；第2对鳃弓向腹尾侧生长覆盖了第3～6对鳃弓，二者间有隙，为颈窦。

模型4：原始鼻腔汇聚；外鼻孔朝向腹侧；内侧鼻突（粉）形成上颌及上唇的人中部分，外侧鼻突（月白）形成鼻翼外侧部；上颌突（浅蓝）与同侧外、内侧鼻突融合形成颧部及上颌、上唇外侧部；下颌突与上颌突融合形成面颊，与对侧下颌突融合形成下颌及下唇。眼球已发生，上、下眼睑未形成而使眼球裸露。第1对鳃沟形成外耳道，其周围的耳丘发育为耳郭。第2对鳃弓完全覆盖第3～6对鳃弓，颈窦闭合，颈形成。

模型5：眼球汇聚，眶距变窄，眼睑尚未形成。外鼻孔由朝向腹侧转向尾侧，耳郭由尾升向头侧，接近成体位置。

（四）心脏发生和常见先天性畸形

1. 心脏发生

（1）心脏的外形演变（图20-13）。

心脏模型A-1（第3周）：心管已弯曲成"S"形，由于出现两个缩窄环，"S"形的心管被分成心球、心室和心房，心房的尾端可见扩大的静脉窦（蓝色）。

微课：原始心脏的发生

心脏模型A-2（第3周末）：与前一模型比较，心脏变大，心球头端为第一、二对弓动脉（红色）。注意心室、心房外形及位置的改变。

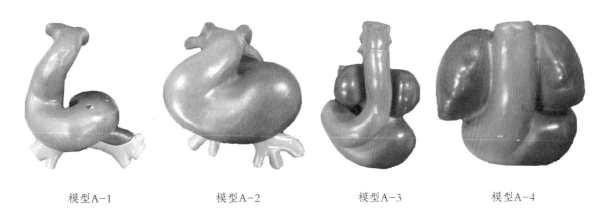

模型A-1　　　　　模型A-2　　　　　模型A-3　　　　　模型A-4

图20-13　心脏外形演变的心脏模型A-1～A-4

背面观：静脉窦演变成左、右静脉角。左右两角对称，从内向外三个属支分别为卵黄静脉、脐静脉、总主静脉。

心脏模型A-3（第4周）：此模型表示心房、心室的位置进一步演变。外形上可见心房和心室之间出现凹沟，表示心脏内部开始分隔。

背面观：静脉窦左角近侧段演变成冠状窦，其属支头段退化。静脉窦右角变大，右卵黄静脉头段形成下腔静脉，右总主静脉参与上腔静脉的形成。

心脏模型A-4（第5周）：心室、心房外形进一步演变，接近成体心脏形状。

背面观：除上、下腔静脉分化较明显外，左心房后壁已出现两条肺静脉芽。

（2）心脏的内部分隔（图20-14）。

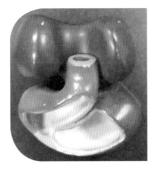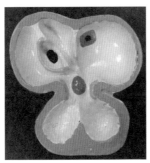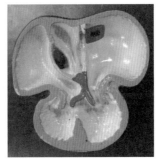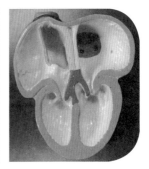

模型B-1　　　　　模型B-2　　　　　模型B-3　　　　　模型B-4

图20-14　心脏内部分隔的心脏模型B-1～B-4

心脏模型B-1（第4周）：此模型是经动脉干的横切与球室的冠状切面，显示动脉干、心球与心室均为单管。

心脏模型B-2（第4周末）：为心脏的冠状切面，心房与心室交界处房室管的背、腹侧出现心内膜垫，本模型示背侧心内膜垫（红色圆形隆起），将房室管分隔为左、右房室管。心房头端正中部位背侧向腹侧形成一半月形隔膜（浅灰色），为第一房间隔，此隔下缘与心内膜垫之间的通道为第一房间孔。左心房后壁上端为肺静脉的开口（深灰色），右心房后壁一圆形孔道为静脉窦口，其周围（蓝、灰色）

为窦房瓣。

心脏模型B-3（第5周）：第一房间隔上端变薄，出现若干小孔，随后融合成一个大孔，即第二房间孔，在第二房间孔形成的过程中第一房间孔逐渐闭合。在第一房间隔的右侧，从心房顶端腹侧向心内膜垫再长出一镰状隔膜，较厚（黄色），称为第二房间隔；下方留有一卵圆形的孔，称为卵圆孔。此时心内膜垫下缘向心室方向生长，同时心尖区向心腔中央形成一个半月形肌性嵴，称为肌性室间隔，肌性室间隔与心内膜垫之间的孔称为室间孔。

心脏模型B-4（第7周末）：原始心房扩展较快，将与之相连的静脉窦和肺静脉根部吸收入左、右心房，并成为永久心房光滑部。左心房后壁上方左、右属支被吸收，已形成4条肺静脉开口（深灰色），第一房间隔形成卵圆孔瓣（浅蓝色）遮盖卵圆孔，室间隔膜部与肌部融合。此时心脏为四腔心，即左、右心房和左、右心室基本形成。

（3）动脉干与心球的分隔（图20-15）。

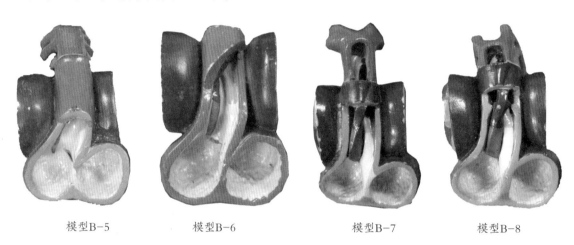

模型B-5　　　　　　模型B-6　　　　　　模型B-7　　　　　　模型B-8

图20-15　动脉干与心球分隔的心脏模型B-5～B-8

切除左、右心房外侧壁，可观察心房分隔的演变过程；切除动脉干与心球及心室腹侧壁，可观察主动脉肺动脉隔的形成过程。

心脏模型B-5（第4周）：心球内膜的两侧生长出一对相对的嵴状隆起，即左、右球嵴（绿、灰色）。

心脏模型B-6（第5周）：上段动脉干嵴（深绿、蓝色）呈对向生长，并与下段的左、右心球嵴连续，整个动脉干嵴和心球嵴呈螺旋状走行。

心脏模型B-7（第6周）：左、右心球嵴对向生长，嵴的下缘并向室间孔延伸（浅绿色、灰色），内部还有心内膜垫下缘（红色）向室间孔生长。

心脏模型B-8（第7周）：左、右心球嵴及动脉干嵴完全融合，形成螺旋状隔膜（主动脉和肺动脉隔），将动脉干和心球分隔为相互扭曲的血管，即肺动脉干和升主动脉。左、右心球嵴下缘，心内膜垫下缘与室间隔肌部前后缘及中部融合，组成室间隔膜部，室间孔关闭。

2. 常见心脏先天性畸形　常见心脏先天性畸形的心脏模型如图20-16所示。

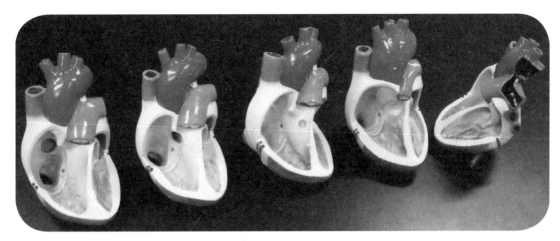

图20-16 常见心脏先天性畸形的心脏模型C-1～C-5（从左至右分别为C-1、C-2、C-3、C-4、C-5）

心脏模型C-1：房间隔缺损，以卵圆孔未闭最常见，在房间隔卵圆窝处有一孔，使左、右心房直接相通。

常见的原因有：①卵圆孔瓣上出现许多穿孔；②第一房间隔在形成第二房间孔时过度吸收，导致卵圆孔瓣太小，不能完全遮盖卵圆孔；③第二房间隔发育异常形成过大卵圆孔，不能完全被卵圆孔瓣遮盖；④第一房间隔过度吸收，同时第二房间隔又形成过大的卵圆孔，导致更大的房间隔缺损。

心脏模型C-2：房间隔缺损，低位缺损，缺损近房室管口室间隔上缘，易引起房室瓣功能异常。常因心内膜垫发育不全，第一房间隔不能与其融合导致第一房间孔没有关闭，也可造成房间隔缺损。

心脏模型C-3：室间隔缺损，以室间隔膜部缺损最多见，因左、右心球嵴下缘，心内膜垫与室间隔肌部未愈合所致。

心脏模型C-4：法洛四联症，因主动脉肺动脉隔偏于肺动脉一侧导致，形成肺动脉狭窄、主动脉骑跨、室间隔膜部缺损和右心室肥大四种畸形。

心脏模型C-5：动脉导管未闭，主要原因是动脉导管过于粗大或出生后动脉导管肌纤维不能收缩，致使肺动脉和主动脉之间保持相通状态。

（五）眼的发生

1. 眼球的发生 眼球的发生（图20-17模型1～4，图20-18模型5、6）有3种来源：①神经外胚层形成视网膜和视神经；②表面外胚层形成晶状体和角膜上皮；③来自神经嵴的外胚间充质形成角膜的其他成分及巩膜与血管等。

微课：眼的发生

模型1：胚胎第4周，当神经管前端闭合成前脑时，向左、右膨出两个囊泡，称为视泡。模型表面蓝色为表面外胚层，中间蓝色为神经管，两者之间浅黄色为外胚间充质。视泡远端膨大并凹陷形成双层杯状结构，称为视杯，分为内、外两层。视泡近端变细，称为视柄，与前脑泡分化成的间脑相连。

模型2：胚胎第5周，视杯及视柄下方向内凹陷，形成一条纵沟，称脉络膜裂。脉络膜裂内除含间充质外，还有玻璃体动、静脉，为玻璃体和晶状体的发育提供营养。

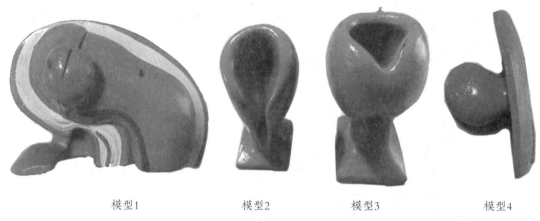

模型1　　　　　　模型2　　　　　　模型3　　　　　　模型4

图20-17　眼发生模型1～4

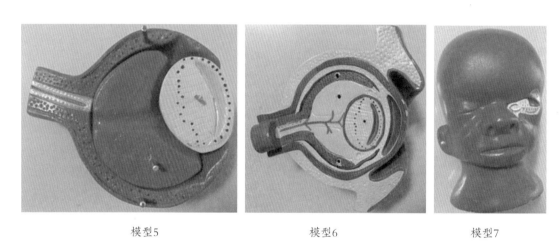

模型5　　　　　　　　　模型6　　　　　　　　　模型7

图20-18　眼发生模型5～7

　　模型3：胚胎第7周，脉络膜裂封闭，玻璃体动、静脉穿经玻璃体的一段退化，并遗留一残迹，称为玻璃体管。玻璃体动、静脉的近侧段则成为视网膜中央动、静脉。

　　模型4：胚胎第4周，视泡诱导其外侧的表面外胚层组织细胞增生变厚，形成晶状体板。晶状体板随后陷入视杯内，并渐与表面外胚层脱离，发育成晶状体泡。

　　模型5：胚胎第7周，视杯与晶状体泡之间的间充质已发育成为玻璃体。由视杯、视柄、晶状体泡及它们周围的间充质进一步发育形成眼的各部分。

　　模型6：胚胎第7周，视杯（蓝色）分化为视网膜。外层分化为色素上皮层，内层增厚先后分化出节细胞、视锥细胞、无长突细胞、水平细胞、视杆细胞和双极细胞。视杯两层之间的视泡腔变窄并最终消失，两层上皮直接相贴，构成视网膜视部。在视杯口边缘部，内层上皮不增厚，与外层分化的色素上皮相贴，并向晶状体泡与角膜之间的间充质内延伸，形成视网膜盲部，即睫状体与虹膜的上皮。随着视网膜的发育分化，节细胞的轴突向视柄内层聚集，视柄内层逐渐增厚，并与外层融合。视柄（蓝色）的内、外层细胞演变为星形胶质细胞和少突胶质细胞，并与节细胞轴突混杂在一起，于是视柄演变为视神经。晶状体泡（浅蓝色）腔逐渐缩小、消失，形成晶状体。外胚间充质（粉色、紫色）形成玻璃体、视网膜外的血管膜、纤维膜等。在晶状体泡的诱导下，其前方的表面外胚层分化为角膜上皮（蓝色），角膜上皮后面的间充质分化为角膜其余各层。位于晶状体前面的视杯口边缘部的间充质形成虹膜基质，其周边部厚，中央部薄，封闭视杯口，称为瞳孔膜。视杯两层上皮的前缘部分形成虹膜上皮层，与虹膜基质共同发育成虹膜。在虹膜形成以前，晶状体泡与角膜之间的间充质内出现一个腔隙，即前房。虹膜与睫状体形成后，虹膜、睫状体与晶状体之间形成后房。出生前瞳孔膜被吸收，前、后房经瞳孔相连通。眼球前方与角膜上皮毗邻的表面外胚层形成上、下两个皱褶，分别发育成上、下眼睑。反折到眼睑内表面的外胚层（蓝色）分化为复层柱状的结膜上皮，与角膜上皮（蓝色）相延续。眼睑外面的表面外胚层（蓝色）分化为表皮。皱褶内的间充质（粉色）则分化为眼睑的其他结构。

2.眼睑和泪腺的发生　眼睑和泪腺的发生见图20-18模型7。

模型7：第10周时，上、下眼睑的边缘互相融合，第7～8个月时重新分开。上眼睑外侧部表面外胚层上皮（蓝色）长入间充质（白色）内，分化为泪腺（蓝色）的腺泡和导管。泪腺于出生后6周分泌泪液；出生后3～4岁基本完成发育。

（六）常见先天性畸形标本

1.联体双胎　联体双胎（图20-19）分为对称型联体双胎和不对称型联体双胎。两个胎儿大小一样，在躯体局部相连，可形成头胸相连的双面联胎，也可出现胸部相连、脐部相连，以及头以下部分相连的双头畸形等，为对称型联体双胎。胎儿一大一小，小的胎儿发育不全，为不对称型联体双胎。

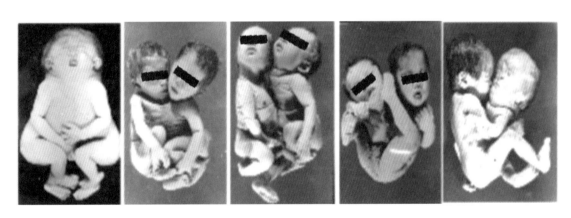

图20-19　联体双胎

2.神经管缺陷　神经管缺陷（图20-20）是指由于神经管闭合不全而出现的先天畸形，主要表现为脑、脊髓和颅骨与脊柱异常。

（1）无脑儿：脑组织很少，并有颅骨缺失。腹面观头部仅由颌面组成，背面观无脑，颈以上缺失。

（2）脑膜脑膨出：胎儿头部有软性膨出物，颅骨缺损。

（3）脊膜脊髓膨出：在脊柱处有软性膨出物，表面覆盖着膜样组织，可出现在脊柱任何一段。

3.葡萄胎　葡萄胎（图20-21）是指绒毛肿胀呈水泡状，形似生长阶段的葡萄，可分为完全性和部分性两类。图20-21右为部分性葡萄胎，绒毛细长、呈棉絮状为正常绒毛，绒毛呈葡萄状即病变所在。

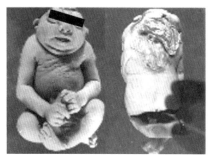
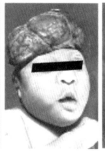
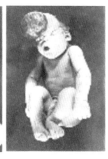
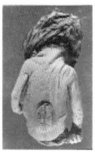

图20-20　神经管缺陷

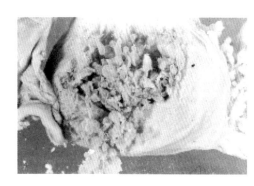
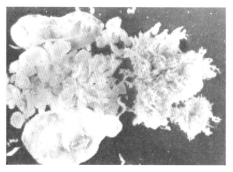

图20-21　葡萄胎

联系临床

患者，女，29岁，因"月经淋漓不净8天，伴头晕3小时"入院。患者诉8天前开始出现阴道出血，量少暗红，淋漓不净，3小时前突发头晕目眩，遂来院就诊。患者已婚，发病以来食欲、睡眠、二便均正常，体重无明显变化。

体格检查：神情淡漠，口唇苍白，左下腹压痛。妇科检查提示子宫颈举痛（+），子宫体压痛（+），左附件区压痛（+）。妊娠试验（+），有盆腔积液。

辅助检查：超声诊断为左侧附件区混合性占位，性质待查，阴道后穹隆穿刺出5 mL不凝血。

临床诊断：初步诊断为腹腔内出血，异位妊娠可能。急诊行腹腔镜下探查术，术中见左侧输卵管壶腹部增粗，直径约4 cm，呈紫红色，伞端有血块附着。与患者家属沟通后行腹腔镜下左侧输卵管切除术。病理学检查证实为左侧输卵管妊娠。

讨论分析：

（1）胚泡植入的部位和过程是什么？什么是异位妊娠？

（2）胎盘的结构、功能是什么？

（3）常见的心脏先天性畸形有哪些？与心脏的发生有何关系？

临床聚焦：异位妊娠

知识拓展

科技助力，人文关怀

正确认识辅助生殖技术，抵制代孕

不孕不育是现代社会的常见疾病，由于生育年龄推迟、生活压力增大，不孕不育直接影响患者的身心健康和家庭幸福。辅助生殖技术"试管婴儿"运用医学科技对人的卵子、精子、受精卵或胚胎进行人工操作，辅助生殖，主要适用于女性卵子运输障碍或排卵障碍，以及男子少精、弱精等情况。

第一代试管婴儿技术，即体外受精-胚胎移植技术，是将精子和卵子在体外培养皿里自然结合并培养到卵裂期或囊胚期，再移植回子宫腔内并使之着床的过程，解决女性因素导致的不孕。第二代试管婴儿技术，即卵胞浆内单精子显微注射技术，是在显微镜下将精子注射入卵子胞浆内，完成精卵结合的过程，解决男性因素导致的不育。第三代试管婴儿技术主要是胚胎植入前的遗传学筛查和诊断技术，排除致病基因后再行胚胎移植，减少不良妊娠风险，为有遗传病的患者提供生育健康孩子的机会。

"试管婴儿"是一把双刃剑，对于不能生育的患者无疑是福音，但其也有缺陷，成功率不是百分之百，价格较昂贵，对女性的身体有一定伤害，而且需要耗费大量时间。

需要强调的是，辅助生殖技术不同于代孕。代孕是指有生育能力的女性借助现代医疗技术，为他人妊娠、分娩的行为。因其涉及伦理道德问题，代孕在我国不被允许，有关部门明确规定禁止相关医疗机构和技术人员提供代孕相关服务。为了家庭幸福和社会安定，呼吁全社会坚守底线，抵制代孕。

课后练习

（一）观察

在虚拟仿真实验平台上观看3D胚胎发育VR示教系统。

（二）绘图

绘制胚泡的结构。

（三）单选题

1.关于受精以下说法错误的是（　　　　）。

A.受精发生在输卵管壶腹部

B.精子释放顶体酶溶蚀放射冠和透明带

C.透明带反应保证单精受精

D. 受精的时间为精子排出24 h以内、卵子排出48 h以内

E. 精卵结合恢复了细胞的二倍体核型

2. 受精后第4～5天，卵裂球数目达到100个左右，实心胚变为空心的囊泡状，称为（　　　）。

A. 桑椹胚　　　　B. 卵裂　　　　　　C. 胚泡　　　　　D. 胚盘　　　　　E. 卵泡

3. 中胚层细胞来自（　　　）。

A. 胚外中胚层　　　B. 上胚层　　　C. 下胚层　　　D. 外胚层　　　　E. 内胚层

4. 神经系统起源于（　　　）。

A. 内胚层　　　　　B. 中胚层　　　C. 外胚层　　　D. 胚外中胚层　　E. 下胚层

5. 中胚层在脊索两旁由内向外依次分化为（　　　）。

A. 轴旁中胚层、侧中胚层、间介中胚层　　　　　B. 间介中胚层、轴旁中胚层、侧中胚层

C. 侧中胚层、间介中胚层、轴旁中胚层　　　　　D. 轴旁中胚层、间介中胚层、侧中胚层

E. 侧中胚层、轴旁中胚层、间介中胚层

6. 后肠末端膨大部分称为（　　　）。

A. 原始直肠　　　　B. 原凹　　　　C. 尿生殖窦　　　D. 泄殖腔　　　E. 原结

7. 形成法洛四联症的最主要原因是（　　　）。

A. 右心室肥大　　　　　　　B. 室间隔膜部缺损　　　　　　　C. 主动脉骑跨

D. 主动脉肺动脉隔偏位　　　　E. 房间隔缺损

8. 房间隔缺损发生的原因是（　　　）。

A. 卵圆孔瓣上出现许多穿孔

B. 卵圆孔瓣太小，不能完全遮盖卵圆孔

C. 第二房间隔形成过大卵圆孔，不能完全被卵圆孔瓣遮盖

D. 心内膜垫发育不全，第一房间孔没有关闭

E. 以上都对

9. 人胚视泡发生于（　　　）。

A. 前脑两侧　　　　B. 中脑两侧　　　C. 间脑两侧　　　D. 后脑两侧　　　E. 菱脑两侧

10. 视杯起源于（　　　）。

A. 表面外胚层　　　B. 神经外胚层　　C. 中胚层　　　D. 内胚层　　　E. 以上均不对

（四）识图题

1. 请写出图20-22、图20-23中结构的名称。

2. 请写出图20-24、图20-25中线条所指结构的名称。

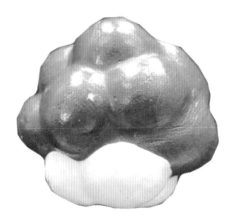

图20-22 （　　　）

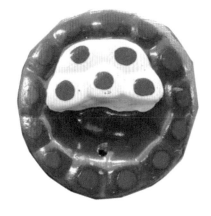

图20-23 （　　　）

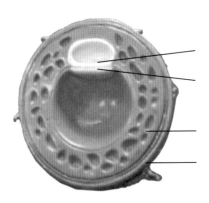

图20-24　二胚层及部分胎膜的形成模型9

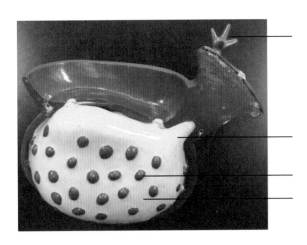

图20-25　三胚层形成与胚层早期分化模型13

参考文献

［1］李继承，曾园山.组织学与胚胎学［M］.9版.北京：人民卫生出版社，2018.

［2］邹仲之，李继承.组织学与胚胎学［M］.8版.北京：人民卫生出版社，2013.

［3］唐军民，李继承.组织学与胚胎学［M］.北京：北京大学医学出版社，2011.

［4］成令忠，王一飞，钟翠平.组织胚胎学：人体发育和功能组织学［M］.上海：上海科学技术文献出版社，2003.

［5］成令忠，钟翠平，蔡文琴.现代组织学［M］.上海：上海科学技术文献出版社，2003.

［6］杨廷桐.医学形态学实验指导：组织胚胎学与病理学分册［M］.2版.北京：人民卫生出版社，2005.

［7］李银生，李勇莉.组织学与胚胎学实验指导［M］.西安：第四军医大学出版社，2014.

［8］韩秋生，徐国成，穆长征，等.组织胚胎学彩色图谱［M］.3版.沈阳：辽宁科学技术出版社，2013.